LES SYMPTÔMES MÉDICAUX INEXPLIQUÉS

DU MÊME AUTEUR

Le Triomphe de la mort, Asmodée Edern éditions, Uccle, 2024.

Réflexions sans miroir – 5 000 aphorismes, Cactus Inébranlable éditions, Amougies, 2022.

Glam dicinn, Socrate Éditions Promarex, Charleroi, 2007.

Pacte de contrition. Essai sur la folie, Socrate Éditions Promarex, Charleroi, 2005.

Larmes de venin. Essai sur le pouvoir, Socrate Éditions Promarex, Charleroi, 2004.

L'Effet placebo. Un voyage à la frontière du cerveau et de l'esprit, Socrate Éditions Promarex, Charleroi, 2002.

La Psychiatrie de la femme, PUF, Paris, 1999.

Ivan O. Godfroid

LES SYMPTÔMES MÉDICAUX INEXPLIQUÉS

Conscience et inconscient : la maison Utopie

ACADEMIA

Illustration de couverture : Unsplash

D/2025/4910/33
ISBN : 978-2-8061-3916-0

Rue du Poirier, 10
B-1348 Louvain-la-Neuve

www.editions-academia.be

À Edgar A. Poe, *forevermore.*

Table des matières

Introduction

« Le cerveau réagit à un accident vasculaire en développant de nouvelles stratégies de compensation », « Le cerveau modifie ses réglages pour s'adapter à l'apesanteur du vaisseau spatial », « Le cerveau tient compte de la prothèse de main et l'intègre à son fonctionnement » – avez-vous remarqué que nous évoquons toujours notre cerveau en utilisant la troisième personne ? Comme s'il s'agissait d'une entité autonome, inaccessible ; une intelligence qui nous serait étrangère. La conscience – ce ressenti de notre propre présence au monde –, pourtant, est une affaire de perspective à la première personne : « *Je* pense. » Et c'est depuis ce socle de subjectivité que nous nous définissons en tant qu'être humain. Alors pourquoi cette distance ?

Il faut dire que nous n'avons pas que la conscience en tête... Notre esprit se drape parfois de noir, un peu comme la nuit succède au jour – comme lorsque nous dormons, justement : l'inconscient est l'autre visage de la pensée. Et durant le sommeil, il n'est pas rare que des idées nous viennent, des conseils prodigués par la nuit, des solutions aux problèmes inextricables de la journée. Ils sont nombreux, les artistes, les savants, qui reconnaissent l'influence déterminante d'une fulgurance nocturne. Cela revient à dire que l'inconscient *réfléchit*... Comment le pourrait-il : la raison n'est-elle pas l'apanage de la conscience ?

Il n'est pas rare que la raison soit mise en défaut, même sur son propre terrain, celui du savoir, de la science. En médecine, par exemple, l'affaire est courante. L'*art de guérir* a beau révolutionner notre espérance de vie depuis deux siècles, il se heurte dès le stade du diagnostic à des énigmes insolubles. On considère ainsi que les symptômes médicaux inexpliqués représentent jusqu'à 45 % des consultations en médecine générale, et encore un patient sur cinq chez le spécialiste[1]. C'est un constat déroutant, car dans les médias et les fictions populaires, le médecin est suffisamment brillant pour poser le bon diagnostic, celui qui sauvera son patient – comment expliquer cet échec cuisant ?

Si l'étape du diagnostic peut se révéler une voie sans issue, celle du traitement, qui la suit naturellement, est, elle aussi, susceptible de virer au fiasco. Des affections passent à chronicité en dépit des soins, des effets secondaires inexplicables surviennent ; à l'inverse, des « guérisons miraculeuses » sont observées. C'est peut-être là le point le plus embarrassant : chaque jour dans le monde, l'état de centaines de millions de patients s'améliore sans qu'ils aient reçu leur médicament à un dosage suffisant, ou pour la durée nécessaire, ou même le traitement adéquat – voire une médication qui n'en est pas une du tout : une gélule remplie par erreur de lactose, par exemple ; c'est l'effet placebo[2]. Guérir une vraie maladie par un faux médicament ?

Les capacités déroutantes du cerveau, le rôle insoupçonné de l'inconscient, les symptômes médicaux inexpliqués, les camouflets du placebo : tout cela pourrait vous sembler un peu suspect, complaisant, et même *utopique*. Et néanmoins tous ces éléments sont liés. Ils sont unis par une même logique. Je vous invite à en suivre le fil rouge, d'un vermillon indélébile dans les pages les plus rigoureuses de la recherche scientifique. Car l'île que nous allons visiter n'a rien d'imaginaire. Tout au plus est-elle dissimulée sur

1 Jadhakhan, F., Romeu, D., Lindner, O. *et al.* (2022).
2 Godfroid, I.O. (1997).

la carte. Elle se situe quelque part dans le labyrinthe cérébral, du côté sombre de la conscience. Beaucoup s'y perdent, en conjectures et autres galéjades d'un nouvel âge ; aussi serai-je votre guide. Je vous parle d'une descente dans le tréfonds de l'esprit. Pénétrons ensemble dans ce que je nomme la *maison Utopie*.

1

L'utopie et la santé mentale

Dans ce premier chapitre, nous allons nous familiariser avec la notion d'utopie. Je vous démontrerai que, bien qu'issu de la philosophie politique, ce concept s'avère d'une très grande richesse lorsqu'il est appliqué au domaine de la santé mentale, et plus largement, à celui des neurosciences. Il ouvre en effet des perspectives inattendues, qui seront développées dans les chapitres suivants – le programme est vaste. Mais n'anticipons pas, et revenons avant toute chose aux sources de l'utopie.

Historique

Notre voyage débute durant l'été 1509, quelque part dans une vallée de la Confédération des XIII cantons. Le soleil helvétique de la mi-juillet peine à réchauffer les épaules des deux assistants du Maître, qui chevauchent à ses côtés depuis Venise. Ce Maître, un homme au début de la quarantaine, est l'un des humanistes les plus célèbres de la Renaissance. D'origine hollandaise, l'érudit signe ses ouvrages du nom latin *Desiderius Erasmus Roterodamus* ; il est de nos jours mieux connu sous le nom d'Érasme.

Érasme est durablement installé en Italie lorsque lui parvient une missive de William Blount, quatrième baron Mountjoy, dont il fut jadis le précepteur. Ce dernier l'encourage à regagner l'Angleterre où le jeune Henri VIII, récemment couronné, pourrait le mettre à l'abri du besoin. Ne pouvant l'héberger, Mountjoy propose que le Maître réside chez un ami commun, qu'il lui avait présenté quelques années auparavant, en 1499, lors d'une fête à Greenwich. Ce dernier est un avocat londonien, cadet d'Érasme, mais considéré par ce dernier comme son égal. Il se réjouit donc de revoir un si cher compagnon.

Il n'est pas aisé de traverser l'Europe au début du XVIe siècle. Bien que l'été soit venu lorsque la petite troupe entame son voyage, le franchissement des Alpes reste une épreuve. C'est peut-être à la faveur d'un bivouac, pour tromper l'ennui, que l'idée vient au philosophe de rédiger à l'attention de son hôte une déclamation toute de fantaisie, remplie de cet humour érudit qu'ils ont en commun. Chemin faisant, il s'amuse à composer la farce, qu'il mémorise. Ses assistants le voient sourire sans comprendre, perdu dans ses pensées lorsque le chemin se fait monotone. Érasme ne pipe mot. Il a trouvé son incipit : « Les gens de ce monde tiennent sur moi bien des propos, et je sais tout le mal qu'on entend dire de la Folie, même chez les fous » ; et tient un titre – *Éloge de la folie.* Il y a de quoi rédiger tout un ouvrage ! Pas un traité sur l'aliénation, non, pas plus qu'une réflexion philosophique sur la santé mentale : une satire des mœurs et de la société européenne ; un éloge paradoxal de la folie dans lequel il pourrait égratigner avec ironie la nature humaine. Il rit. Ce titre même est un jeu de mots privé : *folie* se dit en grec *Môría*, un dérivé de *Moros* [sot] – terme dont la consonance évoque « Morus », le nom latinisé de son ami – qui cependant est tout le contraire d'un idiot. Cette autre figure majeure de l'humanisme n'est autre que Thomas More.

Au terme d'un périple de trois semaines, Érasme arrive à Londres. Son hôte l'accueille au lieu-dit *Bucklersbury*, aujourd'hui disparu – probablement une propriété entre deux artères de la capitale. Comme l'écrit Marie Delcourt, « Tous les biographes d'Érasme consacrent un chapitre à More ; tous les biographes de More consacrent un chapitre à Érasme. »[1] Les destinées de ces deux incontournables penseurs de la Renaissance sont intimement liées. C'est à l'automne 1509, au domicile de la famille More, qu'encouragé par son ami, le Maître termine la rédaction de son *Éloge de la folie* ; le chef-d'œuvre lui est dédié. Érasme restera deux longues années l'hôte de More, une période qui passe pour la plus heureuse de son existence. Par la suite, Thomas More deviendra successivement juge, membre du Parlement, président de la Chambre des communes et finira sa carrière à la plus haute charge du royaume d'Angleterre : *Lord Chancellor* (grand chancelier du roi). Désapprouvant la rupture d'Henri VIII avec Rome (liée au refus d'annuler son mariage avec Catherine d'Aragon), il est relevé de ses fonctions en 1532 et, jugé pour trahison, sera décapité trois ans plus tard. Le nom

1 Delcourt, M. (1936).

de Thomas More est toutefois passé à la postérité pour une tout autre raison : l'humaniste anglais est en effet l'auteur d'une œuvre fondamentale, publiée à Louvain en 1516, soit cinq ans après *Éloge de la folie* – il s'agit d'*Utopia*.

Dans cet ouvrage rédigé en latin, et dont le titre complet signifie : « La meilleure forme de communauté politique et la nouvelle île d'Utopie », Thomas More décrit la vie sur une île imaginaire et isolée du monde, *Utopia*. La société y est à première vue idéale : abolition de l'argent et de la propriété privée, liberté de culte, recherche du bonheur, équilibre entre le temps consacré au travail et celui qui revient à la culture, égalité de tous les citoyens, etc. À l'instar de l'*Éloge*, le récit sert avant tout de prétexte à une critique des mœurs de l'Europe du XVIe siècle : ses inégalités sociales exacerbées, ses lois iniques, la vanité de ses princes ou encore l'absurdité des guerres. Cet ouvrage à la portée philosophique subversive demeure le parangon de tout un genre littéraire, qu'il baptise de son nom en l'inaugurant.

Le néologisme *Utopie* fait en effet florès jusqu'à nos jours. Désormais, comme l'explique la philosophe Anne Staquet[2], ce mot possède d'une part un sens commun et d'autre part le sens que lui confère Thomas More : celui d'une critique de la société ambiante, accompagnée de la description d'une société idéale, largement différente. Le sens commun est secondaire à celui-ci[3] : il désigne chez Leibniz, dès 1710, « le plan d'un gouvernement imaginaire » et par métonymie, au siècle suivant, « une conception qui paraît irréalisable, une chimère ». Ajoutons que More a forgé son néologisme au départ du grec *topos* [lieu] auquel il a ajouté un préfixe privatif : *utopia* signifie littéralement « en aucun lieu », et désigne par conséquent un endroit qui n'existe pas. La francisation en « utopie » est attribuée à François Rabelais, en 1532.

2 Staquet, A. (2003).
3 Rey, A. (2022), p. 2716.

Psycho-utopie

Source d'inspiration inépuisable, le concept utopique peut s'appliquer à de nombreux domaines de la pensée, et qui plus est – c'est précisément l'objet de cet ouvrage – à la pensée elle-même, ainsi qu'à ses désordres. Dans une *Leçon sur la santé mentale comme utopie*, j'ai proposé d'explorer la nature utopique de la santé mentale de trois manières : tout d'abord d'un point de vue phénoménologique (relatif à la subjectivité), ensuite d'un point de vue « positiviste » (c'est-à-dire, objectif ; à la fois anatomique et fonctionnel), et enfin en appliquant une grille de lecture inspirée du texte de More – ce dernier objectif consistait à investiguer point par point les thèmes et caractéristiques des utopies littéraires (totalitarisme, subversion, paradoxe, science, rêve, culture, etc.) et de les confronter à nos connaissances en santé mentale[4]. Je concluais que ces trois abords concouraient à reconnaître à la santé mentale une nature fondamentalement utopique – il faut comprendre : chimérique, inatteignable. Reprenons ensemble le raisonnement.

1. La piste subjective

L'abord phénoménologique de la santé mentale est le plus courant. Centré sur la subjectivité individuelle, il est intimement lié à la quête (le mot n'est pas trop fort) d'une définition universelle. Dérivé du latin *sanus* [sain], le mot « santé » signifie déjà dans son évolution *sanitas,* la « santé (du corps et de l'esprit) » et spécialement – c'est plus qu'intéressant –

[4] Godfroid, I.O. (2023).

« raison, bon sens » ; vers le XIIe siècle, le mot « santé » fait d'ailleurs directement référence à « l'équilibre et l'harmonie de la vie psychique »[5]. Le concept de santé mentale proprement dit est cependant beaucoup plus tardif. L'émergence de ce référentiel théorique date en effet des années 1940-1960. On n'en trouve aucune trace avant 1946 en langue anglaise – d'où il émergera –, car c'est la notion d'*hygiène mentale* qui le précède, et ce dès 1843. Il fait alors référence à un mouvement non académique, visant dès son origine à l'amélioration du soin donné aux malades mentaux – il fut notamment popularisé par un ancien pensionnaire des asiles américains ; on peut incidemment y voir la genèse de la pair-aidance (implication d'anciens patients stabilisés dans la prise en charge psychiatrique). Auparavant, la médecine mentale s'attachait avant tout à l'étude détaillée de ses entités pathologiques, et la santé de l'esprit n'apparaît qu'en filigrane. Le tournant décisif survient dans l'immédiat après-guerre, avec d'une part la création au Royaume-Uni de la *Mental Health Association* en 1946, et d'autre part la décision, la même année, de fonder l'OMS – Organisation mondiale de la Santé –, comportant d'emblée une section dédiée à la santé mentale. Dans les deux cas, l'impulsion est de nature politique. L'appellation est pérennisée par l'UNESCO, qui décrète que 1960 sera l'*Année mondiale de la santé mentale*. Le terme *santé mentale* mettra curieusement plus de temps à supplanter celui d'*hygiène mentale* en langue française, et ne s'imposera véritablement que dans les années 1990.

La définition que donne l'OMS de la « santé » constitue le socle des interprétations de la santé mentale. Elle n'a pas été modifiée depuis 1946 :

> La santé est un état de complet bien-être physique, mental et social, et ne consiste pas seulement en une absence de maladie ou d'infirmité[6].

[5] Rey, A. (2022), p. 2308.
[6] OMS (1946).

La caractérisation de la composante « mentale » de ce bien-être fera alors couler beaucoup d'encre. Curieusement, il faudra attendre l'année 2004 pour que l'OMS définisse pour la toute première fois ce qu'elle entend par « santé mentale » ; nous sommes donc *58 ans* après sa célébrissime définition de la santé :

La santé mentale a également été définie comme un état de bien-être par lequel l'individu reconnaît ses capacités, est capable de faire face au stress normal de la vie, travaille de manière productive et fructueuse et apporte une contribution à sa communauté[7].

Et l'OMS d'ajouter :

La santé mentale signifie la possibilité pour les individus et les groupes humains de développer leurs compétences et d'atteindre les objectifs qu'ils se sont fixés.

On mesure d'emblée la gageure d'une définition reposant intégralement sur la notion de « bien-être » ; un bien-être qui plus est *individuel*, permettant au dit individu d'atteindre *ses propres objectifs*. L'idée d'un lien entre l'équilibre psychique et la résistance au stress permettant un travail productif, est présente dès l'émergence du concept de santé mentale ; elle ne manqua pas de faire grincer quelques dents dès les années 1950 : la porte semblait ouverte au conformisme et à la soumission aux régimes totalitaires – nous y reviendrons. Attardons-nous sur la notion individuelle de bien-être : il s'agit là d'un concept éminemment subjectif, largement influencé par des facteurs historiques, socio-économiques, culturels et moraux. On ne peut guère envisager le bien-être, il est vrai, sans l'associer à la joie, au plaisir ou au bonheur, trois conditions difficilement mesurables. Considérée

7 OMS (2004).

isolément, la variable *bien-être* est en outre trompeuse. D'une part, certaines personnes particulièrement négatives tirent essentiellement leur bien-être de leurs méfaits – c'est le cas des psychopathes. D'autre part, certaines maladies psychiatriques, tels la psychose et l'état maniaque, bien que caractérisées par une désorganisation majeure de la pensée et du comportement, peuvent survenir en l'absence de souffrance morale pour le patient : certains sujets délirants se sentent parfaitement heureux. Dès lors, la tentation est grande de définir le bien-être par l'*absence de mal-être* ; et dans le même ordre d'idée, la santé mentale par une définition *négative* : l'absence de maladie. La première édition du dictionnaire de l'Académie française définissait d'ailleurs en 1694 le mot *santé* comme l'« état de celui qui est sain ».

C'est là tout le problème de la définition *positive*, celle de l'OMS et de toutes les autres : on peut convoquer les notions d'optimisme, de joie, de pensée positive, d'humour, d'autodérision ou encore les pouvoirs du rire sur la santé, rien n'y fait : il n'y a pas de *critères diagnostiques* pour l'état de santé – il n'y a pas de « DSM[8] pour la santé mentale ». Ni la psychanalyse, ni l'approche cognitivo-comportementale, pourtant les deux courants psychothérapeutiques dominants du XXe siècle, ne sont capables d'en proposer une définition. Et non seulement la santé mentale ne se quantifie pas en termes de symptômes, mais lorsque l'on se penche sur les chiffres de prévalence des affections psychiatriques, la folie passerait même pour la norme. Dans une analyse publiée en 2023, regroupant 32 études issues de 29 pays différents et portant sur plus de 150 000 personnes, il ressort qu'à l'âge de 75 ans, environ la moitié de la population aura développé une ou plusieurs des 13 principales maladies mentales les plus courantes[9]. Dans une autre publication, portant cette

8 Allusion au célèbre et controversé *Diagnostic and Statistical Manual of Mental Disorders* de l'Association américaine de psychiatrie (*American Psychiatric Association*), sept éditions à ce jour.

9 McGrath, J.J., Al-Hamzawi, A., Alonso, J. *et al.* (2023).

fois sur la célèbre « cohorte de Dunedin » (une ville du sud de la Nouvelle-Zélande), où 1 000 enfants furent suivis depuis leur naissance et durant un demi-siècle, seuls 17 % furent épargnés par la maladie mentale[10]. Ces résultats sont profondément perturbants : ils laissent entendre que la notion de santé mentale *durable* ne concernerait qu'une minorité des êtres humains. Quoi qu'il en soit, tous les auteurs s'accordent cependant sur le fait qu'il n'est pas possible de définir la santé mentale par l'absence de maladie. Ceci reviendrait en effet à donner aux psychiatres, les spécialistes de la maladie mentale, le pouvoir de déterminer ce qui tient de la normalité – une compétence absolument hors de la portée de cette discipline médicale.

Ces 17 % d'individus de la cohorte de Dunedin dotés d'une « santé mentale durable » avaient pour principale caractéristique – outre l'absence d'une charge héréditaire de troubles psychiatriques – d'être pourvus d'un *tempérament positif*. Ceci nous ramène à l'identification d'éléments phénoménologiques susceptibles de conduire à l'élaboration une définition *positive*. George E. Vaillant est l'un des auteurs les plus intéressants sur le sujet. Dans sa recherche d'une définition positive mais aussi *transculturelle* de la santé mentale, il relève sept canaux qu'il considère comme complémentaires[11]. Le premier envisage la santé mentale comme une sorte de capacité « au-dessus de la normale » de mener une existence *en personne prudente et raisonnable*. Le deuxième rejoint la notion de tempérament positif qui vient d'être évoquée, pointant l'*optimisme* comme mode cognitif dominant – désavouant au passage les positions de messieurs Nietzsche, Freud, Marx ou encore Darwin, qui tous reliaient l'optimisme à l'immaturité. Précisément, le troisième canal de Vaillant a trait à la maturité, une maturité à la fois en âge et en sagesse, définie comme la capacité à aimer, et à résoudre les problèmes avec souplesse, mais aussi l'acceptation réaliste de

10 Schaefer, J.D., Caspi, A., Belsky, D.W. *et al.* (2017).
11 Vaillant, G.E. (2012).

son existence avec des attentes et objectifs en adéquation, et enfin la capacité d'espérer. Il reprend là les critères proposés par le psychiatre William C. Menninger[12], et fait le lien avec les théories développementales du psychologue Erik H. Erikson[13]. Le quatrième canal met l'accent sur les émotions positives, qui seraient au nombre de huit, toutes orientées vers le futur et la relation à autrui : l'amour, l'espoir, la joie, le pardon, la compassion, la confiance, l'admiration et la gratitude. Ne sont pas considérées comme *positives* des émotions pourtant souvent perçues comme telles, comme l'enthousiasme, la curiosité, la satisfaction, le sentiment de maîtrise et même l'humour, au motif qu'elles seraient égocentrées et orientées vers le moment présent. Un cinquième canal, clairement dans la continuité du précédent, lie la santé mentale à un haut niveau d'intelligence émotionnelle, et même *socio-émotionnelle*, cette habilité impliquée dans les interactions sociales. Le sixième nous ramène à la définition de l'OMS, car il met l'accent sur la sensation subjective de bien-être (malgré toute la difficulté qu'il y ait à la quantifier). Enfin, un dernier canal d'exploration voit dans la résilience une caractéristique essentielle de la santé mentale.

Attardons-nous sur ce dernier point. Définie comme une stratégie d'adaptation permettant la poursuite d'une existence satisfaisante et autonome après un traumatisme – un processus largement inconscient –, la notion de résilience n'est pas sans rappeler la conception de la santé proposée par le philosophe et médecin Georges Canguilhem. Pour Canguilhem, la santé est en effet caractérisée par la *capacité à tomber malade et de guérir*[14]. Le lien est clair avec le concept physiologique d'*homéostasie*, désignant la capacité d'un organisme à maintenir un environnement interne stable et équilibré, malgré les variations des conditions externes. L'homéostasie est à l'œuvre lorsque l'organisme réagit à une agression (par

12 Menninger, W.C. (1967).
13 Erikson, E.H. (1950).
14 Canguilhem, G. (1990).

exemple, la chaleur excessive) par une régulation adéquate (ici, la transpiration), afin de recouvrer l'état d'équilibre qui caractérise son fonctionnement optimal. La faculté d'*adaptation* est peut-être la caractéristique la plus essentielle de la santé mentale. Quel que soit le domaine de la physiologie considéré, en effet, un fonctionnement rigide est toujours le signe d'une pathologie. La physiologie de l'esprit n'y déroge pas. La santé mentale disparaît donc là où l'adaptation fait défaut, et serait caractérisée par une sorte d'« équilibre instable », au sein duquel des réactions psychophysiologiques visant à la résilience répondent en permanence à des agressions traumatogènes. Sur ce dernier point, soulignons que l'intensité du traumatisme que peut supporter l'être humain varie considérablement d'un individu à l'autre, ce qui hypothèque à jamais tout projet de modélisation.

C'est ce qui conduisait Canguilhem à qualifier la santé de « concept populaire et non scientifique » : il n'y a de définition de la santé (c'est-à-dire, de l'état de santé) que sur un plan individuel, car il n'y a pas de *norme*, mais au contraire une grande variabilité d'une personne à l'autre (à l'image, écrivait-il, du rythme cardiaque). Le même raisonnement s'applique à la santé mentale : l'absence de « limites naturelles » au bien-être et son cortège d'émotions favorables rend utopique toute caractérisation positive.

L'état de santé mentale est donc propre à chaque individu, et variable en qualité au cours de la vie de cet individu, tout autant qu'il dépend de l'époque de l'Histoire et du contexte socioculturel dans lequel cet individu évolue. En outre, comme l'illustrent la prévalence considérable des troubles psychiatriques et les sept canaux proposés par Vaillant, nous sommes manifestement en présence d'un *idéal inatteignable* : l'état de santé mentale impliquerait une condition particulièrement rare, issue de la conjonction bénéfique de facteurs génétiques, d'une structure de personnalité particulière, d'un tempérament positif, de la survenue commune de *certaines* émotions positives (mais non égocentrées), de la jouissance d'une intelligence socio-émotionnelle acérée, d'une certaine propension à la résilience et d'une série d'éléments indépendants de la volonté de l'individu, voire directement liés au hasard (espérance de vie suffisante pour essayer d'accéder à la maturité, stratégies d'adaptations inconscientes efficaces, etc.).

C'est là qu'intervient un dernier argument, à ce point fatal que nous pourrions le qualifier de *coup de grâce* : le redoutable « problème difficile » de l'étude de la conscience[15]. Cette difficulté insurmontable a trait à notre incapacité à expliquer comment les processus physiologiques cérébraux engendrent la conscience subjective. L'étude de la conscience implique en effet la nécessité d'intégrer à tout modèle explicatif, notre ressenti subjectif (qualifié de *perspective à la première personne* – « 1PP »), tandis que les autres domaines de la science sont bâtis sur une *perspective à la troisième personne* (« 3PP »), qui permet de prendre un point de vue extérieur bien plus confortable[16] (je développerai ce sujet dans le chapitre III). Nous devons à Thomas Nagel la plus cinglante démonstration de l'incapacité des neurosciences à rendre compte de l'expérience subjective, en dépit des avancées prodigieuses de la compréhension du fonctionnement cérébral : nous connaissons tout de la chauve-souris, mais nous ne saurons jamais « ce que ça fait d'être une chauve-souris »[17]. Si l'on ajoute à ce constat l'impossibilité d'obtenir une définition satisfaisante de la santé mentale, nous pouvons conclure que d'un point de vue phénoménologique, celle-ci tient bel et bien de l'utopie.

15 Chalmers, D. (1995).
16 Kitchener, P.D. & Hales, C.G. (2022).
17 Nagel, T. (1974).

2. La piste objective

L'échec est cuisant : la piste subjective se révèle une voie sans issue. Face à ce constat, il semble justifié de tenter une tout autre approche de la santé mentale, un abord cette fois plus objectif, et que l'on pourrait qualifier de « positiviste » : c'est celui que nous offre d'une part la neuroanatomie, qui étudie l'architecture du système nerveux, et d'autre part, la neurophysiologie, qui s'intéresse à son fonctionnement.

L'agencement anatomique des 100 milliards de neurones qui structurent notre encéphale, ainsi que son activité, sont de mieux en mieux connus. Les progrès de l'imagerie médicale sont exponentiels, et des outils tels que l'*IRM fonctionnelle BOLD* – imagerie par résonance magnétique utilisant le signal « BOLD » (pour *blood-oxygen-level dependent*), et qui détecte les modifications locales des flux sanguins associés au fonctionnement neuronal – permettent d'observer en deux ou trois dimensions l'activation de régions cérébrales de plus en plus précises. On n'est pas encore capable de « voir le cerveau penser », mais les avancées sont fascinantes. Des expériences d'« imagerie cérébrale inverse », dans lesquelles on tente de retrouver l'objet imaginé par un volontaire à partir des résultats de l'imagerie cérébrale, ont même été réalisées avec succès[18]. Nous sommes également capables de reconstituer un morceau de musique écouté par le biais d'une analyse électroencéphalographique du cerveau[19].

Notre conception du fonctionnement cérébral a beaucoup évolué : nous sommes passés d'une approche cellulaire, puis régionale (on distingue de nos jours environ 200 « régions » dans le cerveau), à une approche plus globale, reposant sur les réseaux de communication. La notion de *connectome cérébral* a ainsi vu le jour en 2005[20]. Le terme désigne l'ensemble des connexions liées au fonctionnement

18 Thirion, B., Duchesnay, E., Hubbard, E. *et al.* (2006).
19 Bellier, L., Llorens, A., Marciano, D. *et al.* (2023).
20 Sporns, O., Tononi, G., Kötter, R. (2005).

du cerveau. Ce dernier est alors décrit comme un « réseau de type petit monde » (*small-world network*) structuré en lignes de communication entre des « nœuds » (*node*) de neurones – autrement dit, des *clusters* ou grappes de neurones – et des « moyeux » (*hub*), terme qui se réfère à un nœud comportant un nombre de liens qui dépasse largement la moyenne. La référence au réseau petit monde, une notion mathématique qui connaît de nombreuses applications scientifiques, traduit une organisation anatomique visant à réduire les distances de communication.

En conséquence, et dès lors que la neuroanatomie et la neurophysiologie nous permettent de distinguer plus facilement la structure et le fonctionnement *normal* du cerveau, et très facilement aussi la structure *pathologique* de ce dernier, voire son *fonctionnement pathologique* – en termes de réseau, à tout le moins –, nous pouvons raisonnablement supposer que cet abord « objectif », appliqué cette fois à la santé mentale, réfute l'hypothèse utopique. Il nous faudrait pour cela établir, par exemple, que les fonctions intellectuelles supérieures s'appuient sur une « mécanique » neurophysiologique rationnelle et prédictible – l'objectif semble à portée de main. Très rapidement, toutefois, nous devons déchanter.

Afin de comprendre les motifs de cette déconvenue, nous allons nous intéresser aux processus complexes de gestion inconsciente des données captées par nos organes sensoriels, ainsi qu'à ceux de la prise de décision. Nous retiendrons que deux grands types de traitement des données sont à l'œuvre : d'une part la *transformation*, et d'autre part la *prédiction*.

2.1. La transformation

Nous sommes en lien avec notre milieu de vie par l'entremise de nos sens : la vue, l'ouïe, l'odorat, le toucher, le goût, mais aussi la proprioception (cette capacité à se percevoir dans l'espace) et l'intéroception (qui émane de nos organes internes). Les données recueillies par nos sens ne sont toutefois pas transmises telles quelles à la conscience. Avant cette étape, un travail complexe d'adaptation et d'interprétation a lieu de manière inconsciente. L'impression de continuité dans notre rapport au monde, comme l'explique le neurologue Lionel Naccache[21], n'est ainsi qu'une illusion.

Prenons l'exemple de la vision. Ce modèle a l'avantage d'être particulièrement bien maîtrisé : on peut considérer que tout de l'anatomie de l'œil et de sa physiologie est à présent parfaitement connu, la vue constituant l'intermédiaire privilégié des interactions de la conscience avec l'environnement. Il s'agit cependant d'un intermédiaire douteux, dont le message est déformé. Il est tout d'abord procédé à un *échantillonnage* des données optiques[22] – c'est-à-dire, une sélection arbitraire d'images statiques à partir des données reçues par les nerfs optiques, et ce, à une fréquence d'environ treize images par seconde (13 hertz). C'est la phase de *discrétisation*, un terme issu des mathématiques : la transposition d'un état continu en un équivalent « discret » (il faut comprendre : non continu).

Cette succession d'images fixes est ensuite reconditionnée en une *illusion* subjective de continuité – un mécanisme connu depuis 1912 sous l'appellation de phénomène ou effet « phi »[23]. L'essentiel de notre rétine ne détectant pas les couleurs (seuls les « cônes » en ont la capacité), l'inconscient colorise d'autorité le champ visuel périphérique. Il corrige aussi l'absence anatomique d'image liée à nos papilles optiques – les fameuses « taches aveugles » – par un remplissage *arbitraire* du vide.

Située dans l'axe visuel de l'œil, la fovéa est la zone de la rétine où la vision des détails est la plus précise ; le cerveau en utilise les données pour créer une apparence d'uniformité

21 Naccache, L. (2020) & (2022).
22 Purves, D., Paydarfar, J.A., Andrews, T.J. (1996).
23 Wertheimer, M. (1912).

du champ visuel. Ces éléments constituent le phénomène de « remplissage », ou *filling-in*[24]. En outre, l'inconscient supprime les images immobiles du champ visuel en supposant qu'il s'agit de reflets inopportuns, et supprime également les saccades liées à nos globes oculaires afin de stabiliser l'image, avant de créer une véritable *illusion de complétude visuelle*, ne laissant à aucun moment la conscience suspecter que la perception oculaire initiale a été profondément altérée. À partir de ce simulacre de complétude visuelle, une série de représentations inconscientes fugaces sont créées, dont seule une partie – appelée mémoire iconique – deviendra conscience. C'est grâce à cette mémoire iconique que la succession d'images formant une œuvre cinématographique nous paraît fluide[25].

Cette démonstration concerne la vision, mais elle peut tout aussi bien être réalisée pour les autres sens. Si nous ne percevons pas tout ce qu'il y a à voir, nous n'entendons guère que le refrain du monde, ne goûtons qu'à une cuillère de notre menu, etc. – même l'odorat, qui passait pour l'indéfectible espion du cerveau, s'avère soumis à la discrétisation[26]. L'accès que nous offrent nos sens à la réalité est ainsi indirect, biaisé ; dénaturé. On peut parler d'un véritable *récit sensoriel*.

2.2. La prédiction

Nous ne pouvons donc prétendre qu'à un accès foncièrement tronqué à notre environnement – une simple « réalité inférée » –, l'accès à la réalité totale nous étant matériellement impossible. Mais la mystification ne s'arrête pas là. C'est à nouveau par un processus inconscient qu'une signification sera d'office attribuée à la perception, et soumise à la conscience : c'est la prédiction. Lorsque les données sensorielles parviennent à la conscience, elles sont ainsi

24 Anstis, S. (2010).
25 Coltheart, M. (1980).
26 Dikeçligil, G.N., Yang, A.I., Sanghani, N. (2023).

déjà accompagnées d'une interprétation. Celle-ci repose d'une part sur nos expériences passées, et d'autre part sur une présomption probabiliste. Ce « codage » ou « traitement » prédictif est lui aussi réalisé de manière totalement inconsciente, un aspect qui mérite d'être souligné. Il a été modélisé de différentes manières, mais l'une des plus populaires a trait à l'application aux sciences cognitives du *bayésianisme*, une interprétation de la probabilité centrée non pas sur la fréquence, mais sur l'expectation. Cette interprétation est issue des travaux du mathématicien britannique Thomas Bayes (1702-1761). Hugo Bottemanne[27] nous résume le fonctionnement de cet *Esprit prédictif* de la manière suivante : afin de prédire les entrées sensorielles que le corps va expérimenter, ou d'anticiper ses décisions motrices, l'inconscient utilise des prédictions (ou expectations). Lorsque celles-ci se révèlent inexactes ou inadéquates, il les met à jour en générant des « erreurs de prédiction » à la lumière des influx sensoriels. Un exemple : nous empoignons une valise avec force, la croyant pleine ; or elle est vide, et notre bras s'élève de manière inattendue, nous déséquilibrant. Immédiatement, la force musculaire utile est recalculée, tenant compte du poids effectif de la valise.

Ceci se traduit au niveau anatomique par des modifications de l'activation des réseaux neuronaux et de leurs connexions. Cette phase de prédiction repose donc sur un catalogue de « croyances » sur notre environnement, et nos interactions plausibles avec celui-ci ; ces croyances sont en permanence mises à jour, corrigées, précisées, par l'analyse des nouvelles données sensorielles. En d'autres termes, le codage prédictif correspond à un signal « top-down » (du sommet vers la base), rectifié par une erreur de prédiction « bottom-up » (de la base vers le sommet). Retenons que de manière contre-intuitive, la perception peut donc précéder la sensation[28].

27 Bottemanne, H. (2022).
28 Barrett, L.F. & Simmons, W.K. (2015).

Plusieurs situations expérimentales trahissent la mécanique inconsciente de gestion de l'information et de prise de décision. Le codage prédictif est notamment mis en lumière par la rivalité binoculaire[29]. Il s'agit d'une situation artificielle dans laquelle deux images différentes sont présentées à la vue, l'une à l'œil gauche et l'autre à l'œil droit, engendrant un conflit : les « renversements d'image » qui viennent à la conscience résultent d'une sorte d'*affolement* du mécanisme correctif. Nous nous sommes tous amusés avec un phénomène fort proche : ces images ambiguës de type canard/lapin, où tantôt nous percevons un animal, ou bien l'autre. D'autres types d'expériences de rivalité perceptuelles ont également été réalisées en laboratoire, en présentant un son différent à l'oreille gauche et l'oreille droite, ou encore deux odeurs aux narines.

Dans l'illusion de la main en caoutchouc[30], un volontaire est progressivement amené à attribuer à un membre factice les sensations de sa main véritable (toucher, douleur, etc.). L'expérience se déroule en trois étapes. Dans la première, le sujet est assis à une table, l'un de ses bras, caché par un panneau. Une main en caoutchouc est alors placée devant lui, à l'endroit où sa main réelle pourrait se trouver. L'expérimentateur caresse enfin simultanément la main cachée du sujet et la main factice qu'il a devant les yeux. Le cerveau fusionne rapidement les deux sensations, tant et si bien qu'un coup de marteau porté à la main en caoutchouc fait hurler le malheureux sujet qui s'est prêté à l'expérience. C'est le codage prédictif lié à la vision, au toucher et à la proprioception qui est ici bluffé.

La thérapie du miroir est un dernier exemple tout aussi perturbant. Elle est utilisée dans le traitement de la douleur du membre fantôme, ou pour améliorer la fonction motrice après un accident vasculaire cérébral. La thérapie du miroir

[29] Hohwy, J., Roepstorff, A., Friston, K. (2008).
[30] Botvinick, M. & Cohen, J. (1998).

découle de l'observation que des patients amputés d'un bras, observant leur membre sain se mouvoir et son image en miroir, ont progressivement le sentiment d'avoir recouvré leur intégrité corporelle[31].

L'accumulation de ces données, issues de la recherche neuroscientifique la plus rigoureuse – la plus objective – ne fait qu'ajouter à notre trouble. Là où l'anatomie nous promettrait des certitudes, la neurophysiologie vient remettre en cause jusqu'à l'intégrité de notre rapport à la réalité. Par un chemin inattendu, nous sommes même conduits à reconnaître la cohabitation de deux structures cognitives profondément différentes : l'une consciente, et l'autre, inconsciente, dont les échanges vont de la synergie à une sorte d'imposture consternante. Il s'agit pourtant du socle censé étayer la santé mentale.

Conscient et inconscient peuvent de surcroît s'entremêler. Des études ont par exemple démontré que durant le sommeil, le cerveau pouvait rester connecté à l'environnement[32] ; à l'inverse, durant l'éveil, des éléments inconscients peuvent faire irruption dans la conscience. On peut encore évoquer ces « hallucinations physiologiques » que sont les hallucinations hypnagogiques et hypnopompiques (respectivement, à l'endormissement et au réveil) ; ce phénomène complexe qu'est le rêve ; et même l'endophasie[33], la voix intérieure que nous expérimentons tous, et dont les racines biologiques semblent intimement liées à celles des manifestations pathologiques de la psychose. On peut enfin rappeler cette autre dualité neurophysiologique que constitue l'existence d'un système nerveux volontaire et d'un système nerveux autonome. Voilà autant de fissures dans le bel édifice du neuropositivisme, ses IRM *BOLD* et autres connectomes *small-world*.

[31] Ramachandran, V.S., Rogers-Ramachandran, D., Cobb, S. (1995).
[32] Konkoly, K.R., Appel, K., Chabani, E. *et al.* (2021).
[33] Loevenbruck, H. (2022).

Une approche de la santé mentale fondée sur les données objectives de la neuroanatomie et de la neurophysiologie nous conduit donc à de nouvelles incohérences irréductibles : les interactions tantôt synergiques, tantôt antagonistes de l'intentionnalité consciente et de l'inconscient, autour d'une réalité inférée. On en vient à penser que notre libre arbitre vivrait sous la férule d'un insaisissable *Félinconscient*[34], d'une espèce toujours mystérieuse, voire fantastique, mais assurément indomptable. Dans ces conditions, l'attente que les avancées de l'imagerie cérébrale et de la physiologie nous conduisent un jour à caractériser la santé mentale de manière fiable, relève bel et bien d'un projet utopiste.

3. La piste littéraire

La troisième piste qui s'offre à nous est certainement la plus audacieuse. Après avoir exploré la nature utopique de la santé mentale par les deux voies qui s'adressent au sens commun du mot (celui d'un idéal inaccessible), elle en interroge à présent le sens *morusien* – ou plutôt, *morien*. Cette dernière approche est certes atypique, mais si nous jouons la carte de l'équivalence des formalismes[35], un abord littéraire de la problématique devrait nous apporter de nouveaux éléments d'intérêt. Nous allons donc aborder point par point les caractéristiques des utopies littéraires, et les comparer aux connaissances tirées d'un autre corpus d'écriture : la littérature médicale. Si les thèmes abordés dans ces ouvrages font écho aux préoccupations de la recherche neuroscientifique, l'affaire sera entendue, et nous considérerons définitivement la santé mentale comme utopique ; dans le cas contraire, au moins ce référentiel théorique aura-t-il « sauvé l'honneur ».

[34] Godfroid, I.O. (2022).

[35] Godfroid, I.O. (2023). L'hypothèse de l'équivalence des formalismes avance que toutes les formes du savoir sont susceptibles d'éclairer à leur manière une problématique envisagée.

Débutons par les accusations de totalitarisme dont ont fait l'objet l'œuvre de Thomas More et celles de ses successeurs. Précisons d'emblée qu'elles sont infondées. Dans l'introduction de son ouvrage *L'Utopie ou les fictions subversives*[36], Anne Staquet explique :

> Les utopies ne peuvent être estimées totalitaires que pour autant qu'elles soient comprises comme des traités politiques et pas comme des romans. Autrement dit, ce ne sont pas les utopies en elles-mêmes qui sont totalitaires, mais la lecture littérale qu'on en fait. C'est le type de lecture de la plupart des commentateurs et des anti-utopistes. [...] Lors de cette étude plus approfondie et dégagée des préjugés habituels contre ces textes, on pourra voir que non seulement les utopies ne sont nullement totalitaires, mais que leurs propos s'opposent au contraire bien plus fondamentalement à tout système totalitaire que ne l'ont fait les anti-utopistes. C'est en ce sens déjà que les utopies peuvent être considérées comme subversives.

Totalitarisme, *subversion* : ces mots sont lourds de sens et semblent étrangers au domaine de la santé. Ils nous ramènent cependant à la définition historique qu'en établit l'OMS et que nous évoquions en introduction. Le lien entre santé mentale, adaptabilité au stress et aptitude au travail semble précisément faire le jeu du conformisme et de la soumission au totalitarisme. Ceci fera écrire à Claude-Olivier Doron que le référentiel théorique de la santé mentale est dès le départ *éminemment politique*, l'une de ses fonctions étant de convertir de potentiels conflits sociaux (dans l'industrie, par exemple, ou les pays en voie de développement) en conflits intrapsychiques[37]. Selon cet historien et philosophe des sciences, cette focalisation sur l'individualité du

36 Staquet, A. (2003).

37 Doron, C.-O. (2015).

travailleur permettait de faire l'économie d'une réflexion plus large sur l'humanité des conditions du travail ou la misère sociale du tiers-monde.

Sam Wren-Lewis et Anna Alexandrova vont encore plus loin, et dénoncent l'implication d'économistes de la Banque mondiale dans la conception de la campagne 2016 de l'OMS, sur le thème « Sortir de l'ombre : faire de la santé mentale une priorité globale »[38]. On croit rêver : une telle promiscuité entre la santé et des intérêts financiers nous entraîne plutôt sur les terres des anti-utopies les plus radicales, tel le *1984* de George Orwell, et on ne peut s'empêcher de songer aux conséquences cataclysmiques qu'elle est susceptible d'entraîner, comme la surmortalité aux États-Unis imputable à la commercialisation effrénée des opioïdes, depuis la fin des années 1990 – un demi-million de morts.

Dans *1984*, le soin principal est le « lavage de cerveau » : il s'agit certes d'une caricature, mais ceci fait lien avec le risque d'une psychiatrisation de l'absence de bien-être, que nous avons déjà évoquée. La légitimité morale de la psychiatrie est ici la problématique centrale, et plus particulièrement son implication dans la notion de norme, dont nous avons montré qu'elle serait inadéquate en ce que tout jugement normatif est potentiellement blessant ou ostracisant. De même, fixer le *bien-être* comme norme de santé mentale ouvre la voie à la médicalisation du bonheur, et à l'établissement d'ordonnances contestables sur la notion de « bonne vie », sous prétexte d'objectivité scientifique. L'idéal « positif » de la santé mentale a dès lors été qualifié de dangereux par certains auteurs[39], car potentiellement *oppressif*. L'argumentaire vient ici au secours de feu l'antipsychiatrie, qui jadis n'hésita pas à comparer le mouvement pour la santé mentale à l'Inquisition médiévale[40]. Le spectre d'un « grand renfermement » à la Michel Foucault n'est pas très loin, même si la

[38] Wren-Lewis, S. & Alexandrova, A. (2021).

[39] Keller, S. (2020).

[40] Szasz, T.S. (1970).

thèse de l'auteur semble plus proche d'une anti-utopie que de la vérité historique.

Comme le souligne le psychiatre Jean Thuillier de manière plus pertinente, confondre santé mentale et parfaite adaptation aux normes de la société est une erreur qui conduit à un conformisme privé de toute originalité[41] : une voie sans issue. Celle-ci mène à classer l'une des qualités les plus essentielles de l'être humain – la créativité – parmi ses déviances caractérisées. Nous sommes tous différents, n'en déplaise à l'idéal d'égalité des premières utopies littéraires – qu'il faut naturellement replacer dans le contexte historique d'une Renaissance férocement inégalitaire. Il a été reproché aux utopies d'hypothéquer la liberté, et c'est injuste. Mais précisément, ce que nous attendons de la santé mentale, loin d'une norme totalitaire dont l'OMS s'est dangereusement rapprochée, n'est-ce pas la possibilité de jouir pleinement de notre *liberté* ? L'état de maladie mentale nous prive en effet de cette dernière par des moyens légaux, comme la mise sous protection ou l'hospitalisation contrainte. La quête de liberté est probablement ce qu'il y a de plus subversif dans la psyché humaine.

Un autre attribut fondamental des utopies littéraires a trait à leur caractère résolument *paradoxal*. Elles oscillent en effet en permanence entre la réalité et la fiction. Je vous ai démontré que le fonctionnement du cerveau était lui aussi éminemment paradoxal, dans la mesure où il forge une représentation de la réalité mâtinée de fiction, par les processus inconscients de transformation et de prédiction. On peut également affirmer que l'espace mental de l'être humain passe en permanence de la réalité à la fiction. Il utilise ces deux modalités pour donner un sens au monde dans lequel il évolue – notamment au travers du récit, qui structure toute forme de pensée humaine. Et comme c'est le cas pour les utopies littéraires, ce faisant, il influe sur la réalité ; à tout le moins, en produisant cette *réalité inférée* que la conscience tient pour véritable.

[41] Thuillier, J. (1996).

On pourrait alors craindre que cette cohabitation de la réalité et de la fiction n'hypothèque toute possibilité d'une quelconque santé du mental, et que la folie humaine y trouve sa source. Blaise Pascal se méfie ainsi de l'imagination lorsqu'il décrie les « effets de cette faculté trompeuse, qui semble nous être donnée exprès pour nous induire à une erreur nécessaire. »[42] À l'inverse, on peut y voir le terreau de la créativité de notre espèce. Plusieurs penseurs sont allés plus loin, cherchant à lier ces deux propositions. Arthur Schopenhauer n'affirme-t-il pas dans *Le Monde comme volonté et comme représentation* que « le génie et la folie ont un côté par lequel ils se touchent et même par lequel ils se pénètrent »[43] ? Rares, très rares, sont pourtant les « fous géniaux » : il s'agit là d'une vue romantique de la maladie mentale, qui tient de la légende urbaine[44].

Au-delà du lien utopique entre génie et folie, c'est une autre dualité qui semble au cœur du paradoxe de la santé mentale : celle de l'émotion et de la raison. L'esprit peut effectivement se définir par la coexistence d'un pôle de raison et d'un pôle d'émotion. Ces pôles imposent la cohabitation de deux langages différents, souvent incompatibles. Pour expliquer cette incompatibilité, on peut émettre l'hypothèse que du point de vue de l'évolution, l'émotion a précédé la raison. À l'échelle humaine, elle lui survit d'ailleurs dans les démences[45].

Plusieurs utopies littéraires font l'éloge de la raison, à commencer par l'*Utopia* de Thomas More, ou *La Cité du soleil* de Tommaso Campanella. On reproche en effet à l'émotion de nuire à la rationalité. Il suffit de citer, pour s'en convaincre, les six « émotions de base » – toutes déraisonnables – identifiées dans la publication historique de Paul Ekman et Wallace V. Friesen : tristesse, joie, colère, peur, dégoût, surprise[46].

---

42 Pascal, B. (1670) [citation tirée de l'édition de 1871].
43 Schopenhauer, A. (1819).
44 Gaillard, R. (2022).
45 Godfroid, I.O. (2002).
46 Ekman, P. & Friesen, W.V. (1971).

Ajoutons que l'amour – il s'agit ici d'un sentiment, un état affectif plus complexe et durable que l'émotion – fut de tout temps érigé en canon de la déraison, bien qu'il s'agisse d'une préoccupation humaine des plus fréquentes. Il ne faudrait cependant pas jeter l'opprobre sur les émotions. Nous avons vu, d'une part, que certaines présentaient un effet favorable sur la santé mentale. D'autre part, elles constituent un ingrédient nécessaire à tout processus de résilience. Enfin l'émotion, au même titre que la raison, concourt à l'émergence de l'idée nouvelle, que cela soit dans l'art ou dans la science[47]. En définitive, il existe donc une *raison émotionnelle* et une *émotion pensante*.

Poursuivons notre analyse *morienne*, et abordons à présent le sujet de la science. Dans *Le Meilleur des mondes* d'Aldous Huxley – un ouvrage dont la place au rang des utopies littéraires ou celui des anti-utopies est débattue –, la science est dangereuse. Dans les utopies classiques, elle est au contraire considérée comme un facteur de progrès. Pour ce qui est de la santé mentale, la situation est tout aussi ambiguë. D'un côté, nous avons évoqué les progrès impressionnants de la neuro-imagerie, et de manière plus large des neurosciences, dans l'exploration du continuum cerveau-esprit. De l'autre côté, ce XXIe siècle voit la mise en chantier du fantasme glaçant de quelques multimilliardaires sans limites : celui de *transformer* le corps humain dans l'objectif d'abolir le vieillissement, l'infirmité et ultimement, la mort – c'est le transhumanisme. Le projet *Neuralink* constitue son application à l'encéphale : l'implantation de composants électroniques dans le cerveau, en vue d'une hybridation avec l'intelligence artificielle[48].

Si le paradoxe de l'amoralité prévaut dans les utopies littéraires – les utopiens sont naturellement étrangers au domaine de la morale, car dans un monde idéal, la question de la moralité n'intervient guère –, on peut s'interroger sur

47 Martin, N. (2023).
48 Fourneret, É. (2020).

le degré d'immoralité de ces oligarques des technologies de l'information, dignes des anti-utopies les plus féroces. L'une d'entre elles, l'avènement du gouvernement des humains par une intelligence artificielle totalitaire – en d'autres termes, une *numériquarchie*[49] – passe pour une conséquence possible de l'hybridation portée par le projet *Neuralink*. Certains auteurs considèrent d'ailleurs que l'utilisation effrénée de l'intelligence artificielle constitue, ni plus ni moins, une menace pour l'existence de l'humanité[50].

Ceci questionne le référentiel théorique, éminemment politique, de la santé mentale évoqué plus haut, et à travers lui, la politique en tant que telle. La nécessité pour les parlementaires de se pencher sur un encadrement législatif protégeant le citoyen se fait en effet de plus en plus pressante. Quand les lois des utopies sont peu nombreuses et extrêmement claires, celles censées nous mettre à l'abri d'une mercantilisation de la conscience en sont à leurs balbutiements, et non dépourvues d'effets négatifs mal anticipés – tel l'amendement *Neuro-rights* de la constitution du Chili, adopté en 2021, qui risque de paralyser la recherche neuroscientifique dans ce pays[51]. Certains plaident, de manière plus large, en faveur d'une loi unique de protection de la santé mentale, à vocation universelle[52]. N'attendons pas pour être clair : si le transhumanisme est l'avenir de la psychiatrie, c'est uniquement dans une démonstration par l'absurde, où cette discipline médicale devrait en gérer les dégâts sur la santé mentale.

L'absence de religion est une caractéristique récurrente des utopies littéraires. La croyance au paranormal et la

49 Godfroid, I.O. (2022).

50 Federspiel, F., Mitchell, R., Asokan, A. *et al.* (2023).

51 Ruiz, S., Ramos-Vergara, P., Concha, R. *et al.* (2021). En effet, trop protéger le cerveau conduit à rendre impossible tout projet de recherche « invasif » – c'est, à titre d'exemple, un incontournable des progrès en neurochirurgie.

52 Zigmond, T. (2012).

religiosité – en un mot, la spiritualité – occupent pourtant une place importante dans les préoccupations humaines, mais participe-t-elle de la santé mentale ? Selon l'acception philosophique du mot spiritualité – le caractère de ce qui n'est *pas matériel* –, nous devrions répondre par la négative, puisque tout en ce monde est matière (je m'en explique à la fin de ce premier chapitre). Dans son acceptation religieuse – ce qui est relatif à l'âme –, le déisme, et son corollaire, la religiosité, s'ils sont à classer d'un point de vue objectif dans la liste des contenus saugrenus de la pensée, semblent bien constituer des facteurs favorisant la santé mentale (par le biais d'une protection face à la survenue de certaines affections psychiatriques[53]).

Dans les œuvres utopiques, la culture et l'enseignement jouent un rôle très important. La culture sculpte certes l'esprit, et la connaissance apporte bien des outils pertinents pour affronter les revers de l'existence, mais cela se traduit-il en termes de santé mentale ? La recherche tend à l'affirmer : plus le niveau d'éducation s'accroît, moins la maladie mentale risque de se déclarer[54] – ceci semble en outre associé à une meilleure santé physique. Ces éléments confortent le bien-fondé des politiques de protection de l'enfance, chères aux utopistes. À propos de l'enfance, le romancier britannique Arthur C. Clarke écrit dans *Les Enfants d'Icare* (une œuvre de science-fiction parfois présentée comme une utopie) :

> *Imagine that every man's mind is an island, surrounded by ocean*[55].

Cette jolie citation introduit la dernière caractéristique des utopies littéraires qu'il nous reste à aborder : le thème de l'île, car après tout, c'est la condition première de l'*Utopia*

53 Kornreich, C. & Aubin, H.J. (2012).

54 Sperandei, S., Page, A., Spittal, M.J. *et al.* (2023).

55 « Imaginez que l'esprit de chaque homme soit une île, entourée par l'océan. » [Traduction de l'auteur]

morienne. Lorsque la santé mentale est examinée sous cet angle, deux courants semblent émerger : d'une part l'affirmation qu'aucun cerveau humain ne doit être considéré comme une « île », au motif que l'échange d'informations n'est pas limité au fonctionnement intracérébral, en vertu de l'existence du langage[56], et de manière plus générale, des interactions sociales.

D'autre part, les éléments expérimentaux que nous avons déjà évoqués, comme la discrétisation de notre monde intérieur, mais aussi d'autres interrogations issues de la recherche, plus interpellantes encore, confèrent un certain caractère *insulaire* à l'esprit. Des neuroscientifiques de renom étudient en effet la possibilité que puissent exister des « îlots de conscience », c'est-à-dire des conditions dans lesquelles une activité cérébrale supporterait la conscience, même en cas d'isolement du reste du corps et de l'environnement[57]. Ces conditions s'observent dans trois situations principales : le maintien en vie artificielle d'un cerveau extrait de sa boîte crânienne (ces « cerveaux *ex cranio* » ont été réalisés chez le porc) ; deuxièmement, chez l'humain après le geste neurochirurgical d'*hémisphérotomie* (la déconnexion d'un hémisphère endommagé en cas d'épilepsie infantile réfractaire au traitement) ; enfin, dans le cadre de la création d'*organoïdes cérébraux :* parfois surnommées « mini-cerveaux », ces structures artificielles générées en laboratoire au départ de cellules souches ont la propriété de se développer à la manière d'un cerveau simplifié, présentant des régions différenciées et interdépendantes[58]. Comme on peut le voir, la science contemporaine offre des possibilités à la fois fascinantes et effrayantes, avec toujours en fil rouge, le risque que l'île de la conscience ne soit submergée par la crue des intérêts financiers.

56 Pansera, F. (1991).
57 Bayne, T., Seth, A.K., Massimini, M. (2020).
58 Lancaster, M.A., Renner, M., Martin, C.A. *et al.* (2013).

Au terme de cette exploration de la troisième voie d'évaluation de la nature utopique de la santé mentale, le constat est peut-être encore plus désarçonnant qu'avec les deux premières. Entre les accusations de totalitarisme à l'égard de l'OMS et la mise en danger des libertés individuelles par des multinationales qui ont pour projet d'hybrider notre cerveau avec une intelligence artificielle non régulée, on peut se demander si quelque chose a vraiment changé durant les cinq siècles qui se sont écoulés depuis les critiques sociétales formulées par Érasme et Thomas More dans leurs ouvrages. Plus qu'un lien entre la santé mentale et la philosophie des utopies littéraires, c'est au danger d'évoluer bientôt dans un monde *anti-utopique* auquel nous sommes confrontés. Ce danger est bien réel et même imminent. Notre examen des publications neuroscientifiques selon la grille d'analyse morienne nous conduit par conséquent à conclure que l'adjectif *utopique* n'a jamais si bien convenu à la santé mentale.

Ce voyage en terres d'utopie vous a, je l'espère, tout autant troublé qu'il me troubla autrefois. Si vos certitudes se sont émoussées, et si votre esprit critique se trouve en état d'alerte, nous sommes fin prêts. À présent que vous voici convaincu que l'utopie constitue l'un des fondements de la neurophysiologie – qu'elle est, en quelque sorte, à l'esprit ce que la théorie du chaos est à l'analyse des marchés financiers –, tâchons de nous l'approprier et d'en faire un outil original. Cet outil, nous allons vérifier sa pertinence en le confrontant aux symptômes inexpliqués, une embarrassante énigme médicale. Mais avant cela, formalisons l'un des principaux enseignements de ce premier chapitre : la double dialectique de l'esprit.

Double dialectique

Un double rapport dialectique régit notre rapport au monde[59]. Ce principe est véritablement fondamental, car il traduit l'assise utopique de la physiologie du cerveau-esprit. Ceci mérite une mise au point d'ordre sémantique.

Ce que nous nommons *esprit* correspond à l'intrication de deux phénomènes distincts : la conscience et l'inconscient. L'appel à la notion d'intrication n'est pas abusif : non seulement l'inconscient s'invite-t-il régulièrement dans des processus conscients, et la conscience dans des processus inconscients – tel le rêve –, mais tous deux, nous l'avons vu, collaborent étroitement au fonctionnement cognitif.

Selon leurs définitions historiques[60], nous désignerons par *conscience*, « la connaissance immédiate d'une chose à l'intérieur ou à l'extérieur de soi » (1762), et par *inconscient*, le « caractère des phénomènes échappant à la conscience » (1820). Ces acceptions sont les plus courantes. Il est important de souligner que je fais référence ici à l'inconscient des expériences neuroscientifiques, et non celui des théories psychodynamiques – telle la psychanalyse –, auxquelles il est reproché un éloignement de leurs bases cliniques et empiriques[61].

Le terme *esprit* pourrait laisser croire qu'il est fait référence à une sorte de « substance éthérée », mais il n'en est rien : conscient et inconscient sont indissociables du corps, et plus singulièrement du système nerveux, central et péri-

59 Godfroid, I.O. (2024).

60 Rey, A. (2022), pp. 597-598.

61 Fonagy, P. & Target, M. (2000).

phérique. En explorant la réalité, la science contemporaine a démontré que celle-ci était constituée de matière – de matière *et uniquement de matière*. L'hypothèse de l'existence d'une composante « spirituelle » à la réalité ayant été réfutée, nous devons donc admettre le principe que tout est matière, en ce compris l'esprit, tel qu'il vient d'être défini. D'un point de vue philosophique, cet ouvrage s'inscrit dans le courant du *matérialisme*, une forme de monisme *quasi* universellement adoptée par les neuroscientifiques[62]. Le monisme considère en effet qu'il n'existe qu'un seul principe, qu'un seul élément à la réalité, contrairement au dualisme, qui en envisage deux, de natures incompatibles (par exemple, la matière et l'esprit, ce dernier étant envisagé comme non matériel). Le matérialisme est ainsi une forme de monisme où seule existe la matière.

Conscience et inconscient collaborent notamment dans la gestion des données de travail, puisque l'inconscient analyse, transforme et interprète les apports sensoriels et cognitifs avant leur – éventuelle – transmission à la conscience. « Éventuelle », car la synergie entre conscience et inconscient ne va pas de soi : dans de nombreux cas, on peut même parler d'antagonisme entre ces deux pôles de l'esprit – et ceci constitue un premier *rapport dialectique*. Voici la définition qu'en donne en France le *Centre National de Ressources Textuelles et Lexicales*, un organe du CNRS (Centre national de la recherche scientifique)[63] :

On nomme *« rapport dialectique »* tout rapport reposant sur le principe de tension-opposition entre deux termes, deux situations, et dépassement de cette opposition.

[62] Melnyk, A. (2012).

[63] https://www.cnrtl.fr/definition/dialectique [section I.B.3.].

Un second rapport dialectique réside dans la cohabitation de deux contenus antinomiques de la pensée : l'émotion et la raison. Notre interaction avec le monde est dès lors en permanence influencée par l'équilibre instable entre d'une part conscience et inconscient, et d'autre part raison et émotion – c'est ce que je qualifie de « double dialectique ».

Comme nous l'avons vu, ce double rapport dialectique est à l'origine de bien des singularités de nature physiologique ; à présent, explorons ce qu'il en est dans le domaine de la pathologie.

2

Les symptômes médicaux inexpliqués

Ce chapitre aborde une problématique particulièrement courante en médecine : les symptômes médicalement inexpliqués – pour ma part, je préfère les qualifier de « situations cliniques inexpliquées », parce que notre méconnaissance ne se limite pas à la sémiologie : elle contamine largement la thérapeutique (comme dans l'*effet placebo*), la sociologie (avec tout ce qui a trait, de près ou de loin, à l'*effet de groupe*), ou encore notre rapport à l'intelligence artificielle (tel l'intriguant *effet ELIZA*). Que d'effets ! *Défaits par des faits* – jugez plutôt : vous n'envisagerez plus la médecine d'un même œil.

Nébulosité

Confrontée aux situations cliniques inexplicables, la science médicale a le travers d'opposer une systématique fin de non-recevoir : les données sont contestables, les observations manquent de rigueur, ou relèvent d'une cause… « psychogénique » – tiens, tiens ! Que faire dès lors de cette nébuleuse, peuplée de guérisons irrationnelles et d'affections perçues comme imaginaires, parfois réversibles, souvent incurables, où des patients présentent des symptômes *indescriptibles*, pouvant toucher la plupart des systèmes (cardiopulmonaire, gastro-intestinal, génito-urinaire, musculosquelettique) ?

Source de perplexité, de suspicion, voire d'irritation pour le clinicien, les symptômes inexpliqués représentent avant tout une cause de détresse, et souvent de honte, pour les patients qui en souffrent. Ils sont tantôt incapables d'intégrer les explications données par les médecins, et recommencent indéfiniment des mises au point dont ils ressortent bredouilles ; tantôt, ils les ont comprises, suivent les recommandations à la lettre, mais ne vont pas mieux. Selon certains auteurs, ceci conduirait les spécialités médicales – telle la neurologie[1] – à une véritable situation de crise conceptuelle.

L'application aux neurosciences de la notion d'utopie me semble cependant susceptible d'offrir de nouvelles perspectives. Celles-ci mènent à une sortie de crise honorable. Cette piste de réflexion m'a conduit à proposer la réunion des situations cliniques dont l'un des points communs est

1 Hallett, M. (2006).

d'avoir, au cours du temps, été négligées, voire mises en doute par la science médicale, dans une nouvelle classe nosologique, nommée *la maison Utopie*[2]. La visite à laquelle je vous convie débute par une courte incursion dans le passé.

[2] Godfroid, I.O. (2024).

Maison Utopie

En septembre 1839 paraissait à Philadelphie (État de Pennsylvanie, États-Unis d'Amérique), le cinquième volume d'une éphémère revue littéraire intitulée *Burton's Gentleman's Magazine*. Un jeune écrivain – il a trente ans – y fait paraître un conte gothique tiré d'un fait divers sordide : à l'occasion de la destruction d'une vieille bâtisse, on découvre les corps enlacés d'un couple d'amants, emmurés vivants par un mari jaloux. L'atmosphère de la nouvelle est particulièrement troublante : il y est question d'une demeure à l'architecture déconcertante, d'effrayants troubles mentaux, d'un mystère insondable, ou encore du déclin d'une lignée noble. L'œuvre est de nos jours considérée comme l'une des plus importantes de son auteur. Elle inspirera tour à tour des adaptations cinématographiques, des pièces de théâtre, des comédies musicales, même des symphonies (dont l'une, inachevée, à Claude Debussy). Cet écrivain est Edgar Allan Poe ; son texte, *The Fall of the House of Usher* – un titre que Charles Baudelaire traduira par *La Chute de la maison Usher*.

L'appel au concept d'une « maison » Utopie est un hommage à la nouvelle de Poe, dont il reprend les thèmes – ceux d'une lignée mystérieuse et incomprise, appelée à disparaître, qui souvent effraie par ses aspects les plus sombres. Je vais toutefois vous démontrer que ces entités cliniques n'ont rien de surnaturel, qu'une démarche scientifique rigoureuse vient à bout de leur caractère inexpliqué, et que cette obscurité, toute symbolique, émarge à l'inconscient.

1. Les clés de la maison Utopie

La toute première étape de cette démarche consiste à redéfinir le mot « utopie ». Son application aux neurosciences nous a en effet éloignés de ses acceptions classiques. Mon utilisation du mot utopie dans le domaine médical est la suivante : je qualifie d'utopique toute situation clinique à laquelle la médecine confère à tort des attributs chimériques. En d'autres mots, ma définition s'adresse aux situations cliniques inexpliquées – avec pour conséquence principale de n'être pas considérées comme authentiques, voire d'être discréditées – et mises sur le compte d'un trouble « psychogénique » mal défini, au motif qu'elles divergent de l'approche physiopathologique classique, et en corollaire, parce qu'elles la remettent en cause. Un deuxième élément de ma définition a trait à l'implication dans ces conditions d'un processus inconscient dominant.

Comme on peut le constater, mon acception du terme « utopie » diverge de ses deux significations courantes. En effet, dans l'ouvrage de Thomas More, d'une part, l'utopie n'est pas envisagée comme une forme de gouvernement devant être plébiscitée, mais comme une expérience de pensée destinée à susciter la réflexion de ses contemporains. En outre, les utopies littéraires sont traditionnellement le siège de la raison, alors qu'ici le rôle prépondérant donné à l'inconscient défie le gouvernement par la raison consciente. D'autre part, le deuxième sens commun du mot « utopie » – une chimère – n'a pas vocation à désigner à terme une situation tangible : ce qui n'existe pas n'existera jamais. Or ma proposition est au contraire évolutive, car l'aspect chimérique n'est selon moi qu'apparent, ou transitoire.

Cette précision lexicale étant faite, abordons la stratégie mise en place pour identifier les situations éligibles à l'admission dans cette nouvelle classe nosologique. Cette étape consistait à définir des critères d'inclusion et d'exclusion, car il ne suffisait pas de répondre à la définition de l'utopie qui vient d'être énoncée. Ceux-ci sont repris dans le **Tableau I**.

Critères d'inclusion	Critères d'exclusion
1. Être une entité pouvant faire l'objet d'une observation clinique ; 2. Être inexpliqué (ou avoir des explications lacunaires, voire contradictoires) ; 3. Impliquer un processus inconscient ; 4. Concerner l'être humain, qu'il soit considéré sur le plan individuel ou le plan collectif ; 5. Constituer un processus « sain » ou un processus « toxique » au regard du maintien de la Vie.	1. Simulation ; 2. Être une entité clinique établie, dont la physiopathologie est sans ambiguïté ; 3. Incompatibilité avec l'hypothèse d'une erreur des mécanismes inconscients de transformation et de prédiction ; 4. Situations en lien avec un trouble psychiatrique de la lignée psychotique ; 5. Situations liées à la consommation d'une substance psychoactive.

Tableau I : Critères d'inclusion et d'exclusion relatifs à la classe « maison Utopie » (adapté d'après Godfroid, I.O. : *La Maison Utopie* [2024]. DOI : 10.13140/RG.2.2.13460.31369).

Cinq critères d'inclusions ont été répertoriés. N'étaient avant tout admissibles que des situations cliniques observables : bien que cette catégorie soit marquée par le sceau de l'utopie, les entités *imaginaires* n'avaient bien évidemment pas leur place ici. Ces situations cliniques devaient naturellement être « inexpliquées ». Notons que cette absence d'explication consensuelle peut tantôt prendre la forme d'un manque d'intérêt scientifique, tantôt celle du renvoi à une étiologie « psychogène », idiopathique, voire d'une remise en cause de l'existence même de la situation clinique envisagée. L'implication d'un processus inconscient était requise comme troisième critère. Pour être éligible, une situation clinique devait ensuite concerner l'être humain. Elle pouvait de surcroît être observable chez l'animal, mais il s'agissait alors d'un aspect accessoire. Une précision importante est que la clinique médicale s'adresse traditionnellement à l'humain envisagé sur le plan individuel. Dans la maison Utopie, le spectre d'intérêt est élargi aux situations cliniques observées au plan collectif (groupes, foules, communautés, etc.). Ce choix était motivé par la volonté de ne pas négliger la psychophysiologie collective – un biais courant dans la recherche. Le cinquième critère d'inclusion était : *Constituer un processus « sain » ou un processus « toxique » au regard du maintien de la Vie*. L'emploi de ces termes spécifiques n'est pas anodin et mérite de plus amples explications : j'y reviendrai à la fin de ce chapitre.

Venaient ensuite les critères d'exclusion, eux aussi au nombre de cinq. La simulation arrive en premier lieu. La simulation est une situation dans laquelle le patient tente délibérément de tromper le clinicien, recherchant un bénéfice secondaire ; il ne s'agit pas d'un diagnostic médical, ni d'une affection psychiatrique[3]. Faisant écho au deuxième critère d'inclusion, qui exigeait une situation *inexpliquée*, le critère d'exclusion suivant veut qu'une entité clinique établie (c'est-à-dire, dont la physiopathologie est dépourvue d'ambiguïté) ne puisse pas intégrer la maison Utopie. De même, lorsqu'une situation clinique appartenant à cette classe voit sa physiopathologie suffisamment élucidée, elle est automatiquement exclue de la maison Utopie. C'est en cela que cette taxinomie est dynamique, et qu'elle est appelée à disparaître à terme, à l'image de la maison Usher de la nouvelle de Poe. Un critère d'exclusion supplémentaire a trait à l'incompatibilité avec l'hypothèse d'une erreur des mécanismes inconscients de transformation et de prédiction, que nous avons examinés au chapitre I – ce point est ardu et sera explicité dans le chapitre III. Vient ensuite l'existence d'un trouble psychiatrique de la lignée psychotique : il s'agit d'un important critère d'exclusion. Les psychoses sont en effet caractérisées par une distorsion de la réalité, dont les symptômes cardinaux sont les idées délirantes, les hallucinations et les troubles de la pensée. Dans la mesure

3 Gorman, W.F. (1982).

où l'une des motivations ayant conduit à la création de la maison Utopie réside dans la volonté de bannir le recours à une obscure étiologie « psychogène », il est justifié d'écarter les situations cliniques liées à la psychose, même au titre de comorbidité. En outre, l'existence de perceptions sans objet dans les psychoses constituait un biais trop important dans une démarche qui repose en grande partie sur l'étude de la gestion inconsciente des perceptions sensorielles. De plus, chez les patients atteints de psychose, les capacités mentales sont gravement déformées et la pensée est désorganisée ; ce fonctionnement s'écarte donc de manière trop importante de la psychophysiologie étudiée dans la maison Utopie. Enfin, le dernier critère d'exclusion est relatif aux situations liées à la consommation d'une substance psychoactive. Qu'elles soient légales ou illégales, considérées comme « douces » ou « dures », d'usage aigu ou chronique, les substances psychoactives sont en effet responsables de multiples effets délétères sur le fonctionnement cérébral, en particulier la gestion des émotions et des perceptions, ce qui représente un important biais sur l'évaluation des situations cliniques qui nous intéressent ici.

2. Architecture de l'inexpliqué

Au terme de ce processus de sélection basé sur des critères d'inclusion et d'exclusion, treize entités-types ont été identifiées, et leur admission, validée dans la classe « maison Utopie ». Celles-ci sont réparties en quatre catégories, au croisement des entrées « Processus sains » et « Processus toxiques » d'une part ; « Plan individuel » et « Plan collectif » d'autre part. Le **Tableau II** rassemble ces résultats. Je vais à présent vous les présenter de manière détaillée.

	Processus sains	Processus toxiques
Plan individuel	• Effet placebo • Hypnose • Autres processus individuels sains	• Effet nocebo • Troubles fonctionnels • Troubles factices • Effet ELIZA • Mort vaudoue • Autres processus individuels toxiques
Plan collectif	• Sagesse des foules • Autres processus collectifs sains	• Maladies psychogènes de masse • Autres processus collectifs toxiques

Tableau II : La Maison Utopie (modifié d'après Godfroid, I.O. : *La Maison Utopie* [2024]. DOI : 10.13140/RG.2.2.13460.31369).

2.1. L'effet placebo

L'effet placebo constitue l'archétype des entités « saines » et « individuelles ». Il s'agit vraisemblablement du phénomène le plus étudié de la maison Utopie. Son existence est très largement documentée[4], mais son mécanisme d'action demeure obscur, malgré d'importantes avancées ces dernières décennies. Ceci explique que son existence soit contestée par certains auteurs[5]. Il s'agit d'un processus inconscient. Il concerne l'être humain (mais peut également être observé chez l'animal), et s'adresse au plan individuel. Enfin, il ne rencontre pas les critères d'exclusion.

Bien que l'origine de l'effet placebo se confonde avec celle de l'humanité, l'utilisation de ce terme dans le domaine médical date de la fin du XVIIIe siècle. Il gardera fort longtemps une connotation négative, synonyme de mauvaise pratique, voire de duperie. Ironiquement, la prescription d'un placebo à un patient souffrant de symptômes inexpliqués est une pratique elle aussi immémoriale. Elle fait d'ailleurs l'objet de la toute première apparition du terme « placebo »

4 Colloca, L. & Barsky, A.J. (2020).
5 Hróbjartsson, A. & Gøtzsche (2001).

dans la principale banque de données médicale, *PubMed* ; c'était en 1873, au sujet de l'antalgie d'une douleur dentaire jugée « hystérique » chez un sujet de sexe féminin[6].

De nos jours, les médecins en première ligne continuent d'utiliser le placebo préférentiellement lorsqu'ils estiment que leur patient souffre d'un « trouble psychogène »[7]. Cette option est parfois même présentée comme « courageuse », et d'aucuns y voient encore – sans malice – le moyen d'épargner au patient une « psychothérapie ou une prise en charge pharmacologique nocive »[8]. Cette assertion repose sur une méprise répandue : celle que le placebo serait une substance inerte, sans effet somatique et exempte de danger. Or il en va tout autrement[9].

L'une des premières difficultés auxquelles confronte l'étude du placebo est celle d'une définition cohérente. En effet, l'aspect intempestif, déconcertant – voire *magique* – de l'effet placebo a longtemps conduit à des contradictions. Il n'est par exemple pas possible de le présenter comme une substance *inactive* : bien que sa composition puisse passer pour anodine (une gélule remplie de sucre, une pommade tout juste hydratante ou encore l'imposition des mains), ses effets sur l'organisme sont objectifs et bien réels. Ceux-ci vont de la stabilisation de la tension artérielle à l'analgésie des métastases osseuses douloureuses d'un cancer disséminé, en passant par une régression du tableau de la maladie de Parkinson. Le placebo est ainsi capable d'améliorer des affections *graves* et *chroniques*, avec un effet *durable* – il n'a donc rien d'« inerte » ou de « faible ». Il est en outre susceptible de déclencher des effets secondaires redoutables, voire létaux, tel le choc anaphylactique (réaction allergique brutale). Des chercheurs américains ont d'ailleurs souligné que si, au vu de ses

6 Henry, J.C. (1873).
7 Fent, R., Rosemann, T., Fässler, M. *et al.* (2011).
8 Lim, E.C. & Seet, R.C. (2007).
9 Godfroid, I.O. (2003).

nombreuses vertus curatives, le placebo était soumis à la *Food and Drugs Administration* (organisme chargé de l'enregistrement des médicaments aux États-Unis), il serait probablement refusé en raison même de la diversité et de la fréquence de ses effets secondaires.

Partie intégrante de tout acte médical, l'effet placebo n'est absent que dans deux circonstances : le coma et la démence avancée. C'est ce qui m'a poussé à proposer en 1997 la définition suivante, centrée sur la clinique[10] :

> Un placebo est une modalité thérapeutique qui exige la participation des fonctions intellectuelles supérieures du patient, l'intensité de cette participation induisant directement la réponse somatique curative, dénommée « effet placebo ».

Les théories explicatives de l'effet placebo sont nombreuses, mais souvent insatisfaisantes (car elles ne rendent fréquemment compte que d'un seul aspect thérapeutique, au lieu d'offrir un modèle global). Outre la négation de son existence, on peut les répartir en six grandes catégories[11] : conditionnement, expectation, anxiolyse (apaisement de l'anxiété), médiation chimique, fonctionnement virtuel et organisation cérébrale. Le conditionnement, car des expériences positives passées, associées à un médecin, un hôpital ou un traitement, sont susceptibles de modifier favorablement le décours d'une nouvelle prise en charge. L'expectation, c'est l'attente chargée d'espoir portée par le patient : une procédure ou une marque commerciale réputée, un professeur renommé, et on va déjà mieux dès la salle d'attente. L'anxiolyse, car d'une part le placebo n'est jamais aussi efficace que dans le traitement de l'anxiété, et d'autre part, parce qu'apaiser la peur qui accompagne la plupart des problèmes de santé

10 Godfroid, I.O. (1997).
11 Godfroid, I.O. (1998).

engendre un effet bénéfique sur son évolution. Dès la fin des années 1970, des études ont démontré que certains effets du placebo étaient médiés par des neurotransmetteurs ; dans la douleur, par exemple, l'effet du placebo a pour médium les endorphines, une classe d'opioïdes endogènes. Dans l'hypothèse du fonctionnement cérébral virtuel, proposée au début des années 1990, également dans la douleur, le cerveau gère comme à distance les informations nociceptives (relatives à la douleur émanant d'une agression de l'organisme), leur attribuant une priorité que le placebo a le pouvoir de modifier – nous verrons dans le chapitre III que ce modèle s'avère particulièrement fécond lorsqu'il est développé. Enfin, l'hypothèse de l'organisation cérébrale s'intéresse aux modifications des connexions interneuronales, locales et à distance, que l'administration d'un placebo est capable de provoquer. Comme on peut le constater, un modèle intégratif global est nécessaire, mais fait encore défaut.

Très longtemps, le placebo a été utilisé pour contenter les patients dont le praticien ne savait que faire, ou qu'il ne prenait pas au sérieux – après tout, *placebo* signifie en latin « je plairai ». Et même si cette pratique déplorable a la vie dure, l'époque où le soignant pouvait décider d'administrer en connaissance de cause un traitement contrefait à son patient réifié est désormais révolue, car inacceptable d'un point de vue éthique. Elle va de surcroît à l'encontre de l'un des fondements de la médecine contemporaine : la nécessaire implication du patient dans son rétablissement.

Bien des traitements sont enfin des placebos qui s'ignorent – médicaments inefficaces, ou prescrits dans une mauvaise indication (comme les antibiotiques pour la grippe, une affection virale contre laquelle ils ne servent à rien), ou encore médicaments efficaces, mais administrés à une dose trop faible ; opérations chirurgicales hors indication ; orthèses inutiles, etc. On les appelle des « placebos impurs », et curieusement, ils gardent le pouvoir d'aider, voire de guérir des patients. Plus étonnant encore, un placebo demeure efficace, même si le médecin révèle au malade *qu'il va recevoir un placebo* : c'est ce que démontrent les expériences en « placebo dévoilé »[12]. Le phénomène est contre-intuitif, mais cela signifie que le placebo fonctionne aussi sans duperie. Le même mécanisme est probablement à l'œuvre dans les médecines parallèles – que l'on désigne désormais par l'acronyme « CAM », pour *complementary and alternative medicine* (thérapies alternatives et complémentaires). Si ces dernières s'avèrent la plupart du temps plus efficaces que l'absence de traitement, elles n'ont jamais pu démontrer leur supériorité sur l'effet placebo[13].

2.2. L'hypnose

L'hypnose est un état altéré de conscience induit. On entend par *état altéré de conscience*, toute une modification de la perception habituelle de la réalité ; l'une de ses formes naturelles est le sommeil. Il est *induit*, c'est-à-dire volontairement provoqué, dans le cas de l'hypnose. Celle-ci est étudiée scientifiquement depuis le milieu du XIXe siècle. Au cours de son histoire, cette technique dut affronter des accusations de fraude et de simulation. La neurophysiologie de l'hypnose n'est pas entièrement élucidée[14], en raison principalement d'une grande complexité.

Par définition, l'hypnose est un processus d'accès privilégié à l'inconscient. Il s'agit d'un état d'attention concentrée où l'individu se plonge profondément dans ses pensées ou perceptions, tout en étant moins conscient de son environnement. Elle repose sur trois composantes principales : l'*absorption*, qui implique une immersion complète dans une expérience mentale ; la *dissociation*, qui consiste à séparer certains éléments de l'expérience normalement perçus ensemble ; et la *suggestibilité*, caractérisée par une plus

[12] Kaptchuk, T.J. (2018).
[13] Legrain, C.F. & Godfroid, I.O. (2024).
[14] Jensen, M.P., Adachi, T., Tomé-Pires, C. *et al.* (2015).

grande réceptivité aux suggestions extérieures et une suspension temporaire du jugement critique[15].

On considère que l'hypnose serait chez l'humain une évolution du réflexe d'immobilité tonique observé chez l'animal confronté à un danger. Phénomène individuel, l'hypnose de groupe est néanmoins possible. Sa forme clinique est utilisée par les professionnels de la santé pour traiter des problèmes tels que la douleur chronique, les troubles anxieux, les phobies, les addictions (tabac, alcool) ou même certains troubles alimentaires. Les résultats de l'hypnothérapie sont cependant inconstants et variables d'un individu à l'autre, tout comme l'est le degré d'hypnotisabilité.

2.3. D'autres processus individuels sains ?

Cette sous-catégorie ouverte est l'une des quatre qui ont été proposées afin d'accueillir d'autres phénomènes qui, par erreur, ne seraient pas mentionnés ici. Je n'ai pas d'autre proposition pour ma part, mais vous pouvez vous amuser à rechercher des situations cliniques concernant l'individu isolé, et dont l'impact est bénéfique sur la préservation de la Vie. Il faut bien sûr tenir compte des critères listés dans le tableau I.

2.4. La sagesse des foules

Si la plus ancienne trace écrite d'une référence à la sagesse des foules est attribuée à Aristote (ce philosophe majeur de l'Antiquité, précepteur d'Alexandre le Grand, y fait allusion dans son ouvrage *La Politique*), son étude scientifique débute en décembre 1906 à la *West of England Fat Stock and Poultry Exhibition*[16], établie à Plymouth, la cité portuaire du comté de Devon (Royaume-Uni). Les éleveurs s'y

---

15 Vanhaudenhuyse, A., Laureys, S., Faymonville, M.E. (2014).

16 Foire au bétail engraissé et aux volailles de l'ouest de l'Angleterre [Traduction de l'auteur].

donnaient chaque année rendez-vous afin de présenter à la vente leurs meilleurs animaux, en prévision des fêtes hivernales. Cette année-là, parmi les curieux, on comptait en la personne de Sir Francis Galton un visiteur d'exception – l'un des plus célèbres polymathes de l'époque victorienne. Ce que Galton découvrit lors de sa visite nous est bien connu, car il en publia un compte rendu, en mars suivant, dans la prestigieuse revue *Nature*[17]. Il y décrit une compétition qui consistait à estimer le poids en viande d'un certain bœuf *après qu'il eut été abattu et découpé*. Chaque participant devait noter sur un carton estampillé, son nom, son adresse et l'évaluation du poids – avec des récompenses attrayantes à la clé. Parmi les compétiteurs se trouvaient des professionnels (fermiers, artisans-bouchers et quelques maquignons particulièrement rompus à l'exercice), mais aussi des personnes inexpérimentées. Une fois les gagnants proclamés, Sir Francis se fit remettre les 800 cartons du concours et s'employa à les analyser.

Le poids exact de ce bœuf débité s'élevait à 1 198 livres (soit 540,68 kg). Galton calcula que l'estimation médiane de l'ensemble des participants atteignait 1 207 livres (547,49 kg). Cela signifie que, bien qu'un quart des participants ait largement surestimé et qu'un autre quart ait largement sous-estimé l'animal, l'évaluation moyenne de la foule ne s'écartait du bon résultat de 6,81 kg, autrement dit, d'un seul pourcent. Il faut souligner ici que l'estimation médiane du groupe est toujours meilleure que celle de n'importe quel grossiste entraîné à cet exercice.

La sagesse des foules est dès lors définie comme la précision supérieure du jugement agrégé de plusieurs personnes sans compétences particulières, sur le jugement individuel d'un expert[18]. Sa physiopathologie n'est pas connue, mais il s'agit d'un processus où l'implication de l'inconscient est

[17] Galton, F. (1907).

[18] Saha Roy, T., Mazumder, S., Das, K. (2021).

démontrable[19]. Dès son article de 1907, Francis Galton s'interrogeait sur la nature des « méthodes mentales » impliquées dans une telle évaluation, suspectant que leur nombre soit plutôt restreint.

Décrite tant chez l'humain que chez l'animal, la sagesse des foules doit être distinguée de l'*intelligence collective*, un concept proche, mais divergent sous plusieurs aspects. Dans le premier cas, les jugements de chacun des membres du groupe sont indépendants et reposent sur une certaine diversité d'opinions, même éloignées de la réalité. L'intelligence collective repose au contraire sur la *coopération* et le partage de connaissances visant un objectif commun, inaccessible à un seul individu. De manière très pratique, c'est ce processus qui est à l'œuvre dans la communauté scientifique, tandis que Galton voyait en la sagesse des foules l'avantage du vote démocratique.

2.5. D'autres processus collectifs sains ?

Cette sous-catégorie est ouverte à toute situation clinique répondant aux critères d'inclusion et d'exclusion, et qui n'aurait pas été identifiée. Il doit s'agir de processus inexpliqués impliquant le niveau collectif, et qui sont favorables à la Vie.

2.6. L'effet nocebo

De manière triviale, nous pourrions présenter le nocebo comme le « jumeau maléfique » du placebo. Les deux phénomènes sont en effet intimement liés. Étudiée scientifiquement depuis le début des années 1960[20], l'existence de l'*effet nocebo* est presque autant documentée que celle de son pendant sain. L'attente du patient joue un rôle crucial dans sa survenue. Il existe une anecdote savoureuse au sujet d'un

[19] Keck, S. & Tang, W. (2020).
[20] Kenndy, W.P. (1961).

vieux professeur de médecine, qui était un farouche opposant des médecines parallèles, et à qui on avait proposé un jour de goûter une préparation chinoise censée faciliter la digestion. On dut énormément insister pour qu'il s'exécutât – et il le fit d'ailleurs avec beaucoup de mauvaise volonté. Alors que les autres personnes qui avaient goûté à la préparation en ressentaient les effets positifs, le vieux médecin fut quant à lui pris de vomissements incoercibles – les plus brutaux qu'il n'ait jamais éprouvés de sa vie.

Robert A. Hahn définit l'effet nocebo comme « la provocation d'une maladie (ou de la mort) par attente de la survenue de cette maladie (ou de la mort) et par les états émotionnels associés »[21]. En effet, contrairement au cas du placebo, l'effet nocebo survient lorsque la personne n'espère *aucun* effet bénéfique d'une thérapie qui lui est administrée, et au contraire qu'elle est très pessimiste et anxieuse. L'effet nocebo doit en cela être distingué des effets secondaires du placebo. Dans les études de « phase I » des expérimentations pharmaceutiques (étape où les nouveaux médicaments sont essayés chez des volontaires sains, pour mesurer leur bonne tolérance), le placebo entraîne 19 % d'effets indésirables – bien qu'il soit plus logique dans ce cas de parler directement d'effet nocebo, car les volontaires ne s'attendent pas à ressentir un effet bénéfique dans ce cadre.

Les effets nocebo peuvent être provoqués par des suggestions verbales, des expériences négatives antérieures, l'observation d'autres personnes subissant des résultats négatifs, ainsi que des facteurs contextuels et environnementaux[22]. Dans une expérience clinique publiée en 1981, Schweiger et Parducci déclenchèrent par exemple des maux de tête à l'aide d'une onde radio *factice* chez deux tiers des volontaires à qui ils avaient suggéré l'effet délétère de leur appareillage, pourtant inoffensif[23].

---

21 Hahn, R.A. (1997).
22 Colloca, L. (2024).
23 Schweiger, A. & Parducci, A. (1981).

Hahn distingue deux types d'effets nocebo : une forme « spécifique » et une forme « générique ». La première correspond à la survenue d'une attente négative bien précise (le patient est persuadé qu'un incident va se produire) ; la seconde est plus vague, c'est le malade pessimiste qui éprouvera des désagréments non spécifiques. Pour Luana Colloca et Franklin G. Miller, il faut en outre distinguer « l'effet nocebo » de « la réponse nocebo »[24] : si l'*effet nocebo* fait référence au contexte dans lequel survient le phénomène, la *réponse nocebo* désigne quant à elle les changements somatiques (tant au niveau du cerveau que du reste de l'organisme) induits par l'attente du patient. Tout comme le placebo, le nocebo est en effet un phénomène neurobiologique qui engendre des modifications corporelles *objectivables*. Parfois d'intensité sévère, il peut même entraîner la mort : c'est par exemple le cas lorsqu'un patient a très peur de mourir lors d'une opération – voire lorsqu'il est persuadé qu'il n'y survivra pas – et qu'en effet la mort survient. Selon certains auteurs, ce peut être lié à un effet nocebo correspondant à une autosuggestion puissante, et pas forcément à un accident opératoire. L'expectation peut en effet générer des conséquences déconcertantes du point de vue médical. Une étude qui a suivi durant vingt ans un groupe de femmes a ainsi prouvé que, de façon indépendante des facteurs de risque habituels, celles qui étaient persuadées d'avoir de plus grands risques de mourir d'un infarctus myocardique, avaient 3,7 fois plus de chances de décéder d'une affection coronaire que celles qui estimaient en avoir un faible risque.

Les mécanismes de ce phénomène neurobiologique demeurent plus méconnus encore que ceux de l'effet placebo, même s'il est clair qu'ils impliquent l'inconscient[25]. On l'observe chez l'humain – le pendant animal existe –, et il s'adresse principalement au plan individuel, bien que des cas collectifs

24 Colloca, L. & Miller, F.G. (2011).
25 Planès, S., Villier, C., Mallaret, M. (2016).

ne soient pas rares (comme dans l'expérience de Schweiger et Parducci).

2.7. Les troubles fonctionnels

Maladies psychosomatiques, *conversions*, *somatisations*, *déficiences psychogènes*, *troubles idiopathiques*, *somatoformes* ou encore *fonctionnels*, etc. : les appellations ne manquent pas pour qualifier cette catégorie nosologique atypique. Elle n'est pas spécifique à l'espèce humaine – des modèles animaux ont par exemple été décrits en endocrinologie, ou encore en gastro-entérologie. Le DSM-5 parle de *Troubles à symptomatologie somatique et apparentés*. Le choix qui tend à se généraliser est celui du terme *fonctionnel*, qui permet de caractériser le tableau clinique en évitant l'écueil d'une présomption étiologique forcément « mentale », portée par toutes les dénominations de type *psychogène*[26].

Si les formes les plus spectaculaires de troubles fonctionnels peuvent en effet trouver leur origine dans un trauma psychologique (telles les incapacités à se tenir debout [astasie] et à marcher [abasie] : la tristement célèbre « obusite » ou *shell-shock*, présentées par des soldats soumis à d'intenses bombardements durant la Première Guerre mondiale), ce n'est pas toujours le cas. Il convient en outre de les distinguer de la simulation et des troubles factices (un diagnostic psychiatrique que nous examinerons dans la section suivante). Il n'existe cependant aucune méthode fiable pour les différencier avec certitude, ce qui contribue à entretenir une certaine confusion dans l'esprit des soignants.

Les troubles fonctionnels font partie des symptômes médicalement inexpliqués les plus courants. Il s'agit de situations cliniques caractérisées par des manifestations physiques ou psychologiques sans cause organique identifiable. Je les situe à l'intersection des processus toxiques et du plan individuel. Les deux présentations les plus fréquentes

26 Espay, A.J., Aybek, S., Carson, A. *et al.* (2018)

du trouble fonctionnel sont la *somatisation* et la *conversion*[27]. Dans le premier cas, il s'agit du mécanisme général par lequel l'affection s'exprime de manière inconsciente sous la forme de symptômes physiques (par exemple, la douleur) ; dans le cas de la conversion, ces symptômes physiques concernent spécifiquement une *fonction du système nerveux central sous contrôle volontaire* (par exemple, la paralysie).

Il existe une véritable myriade de troubles fonctionnels différents. Ceux-ci touchent tous les domaines de la santé. Une liste de leurs principaux représentants est proposée dans le **Tableau III**.

Troubles fonctionnels	
Systèmes	**Affections**
Cardio-vasculaire	Douleurs thoraciques atypiques Hypertension essentielle Prolapsus de la valve mitrale
Digestif	Côlon irritable Dyspepsie non-ulcéreuse
Endocrinien	Hypoglycémie réactionnelle idiopathique Autres troubles fonctionnels endocriniens
Immuno-lymphatique	Allergies alimentaires idiopathiques Syndrome de Gardner-Diamond Troubles immunologiques associés aux implants mammaires
Musculo-squelettique	Fibromyalgie Lombalgie idiopathique Syndrome temporo-mandibulaire Douleurs faciales atypiques
Nerveux	Céphalées de tension Crises non épileptiques Syndrome de fatigue chronique Troubles cognitifs fonctionnels Vertiges idiopathiques Autres conversions (paralysie, organes sensoriels, etc.) Autres somatisations (douleur, etc.)

27 Hurwitz, T.A. (2004).

Reproducteur	Aménorrhée hypothalamique fonctionnelle Infertilité psychogène Pénoscrotodynie *Pseudocyesis* Vulvodynie
Respiratoire	*Globus pharyngis* Toux chronique fonctionnelle Syndrome d'hyperventilation
Tégumentaire	Anaphylaxie idiopathique indifférenciée somatoforme Prurit fonctionnel Glossodynie Autres paresthésies buccales psychogènes
Urinaire	Cystite interstitielle Hyperactivité vésicale Syndrome de douleur pelvienne chronique
Multi-systèmes	*Sick building syndrome* (aussi envisageable comme une maladie psychogène de masse) Syndrome de La Havane (idem) Syndrome de la guerre du Golfe (idem) Syndrome post-maladie de Lyme

Tableau III : Liste des troubles fonctionnels les plus courants, classés par système (adapté d'après Godfroid, I.O. : *La Maison Utopie* [2024]. DOI : 10.13140/RG.2.2.13460.31369).

Comme on peut le voir, tous les appareils et systèmes de l'organisme sont concernés, même si certains sont plus fréquemment atteints que d'autres[28]. Du côté cardiovasculaire, les douleurs thoraciques inexpliquées dominent le tableau. Au niveau digestif, c'est le syndrome du côlon irritable : crampes, ballonnements, alternance de constipation et de diarrhées brutales. Des hypoglycémies inexpliquées sont possibles, tout comme des réactions allergiques inattendues. Le syndrome de Gardner-Diamond correspond à l'apparition d'ecchymoses sans étiologie organique. Très répandues, la fibromyalgie (ensemble de douleurs chroniques sans cause apparente) et les lombalgies idiopathiques touchent le système musculosquelettique.

28 Barsky, A.J. & Borus, J.F. (1999).

L'appareil reproducteur est quant à lui sujet à des dysfonctions responsables tantôt d'infertilité, tantôt de la mise en route de tous les symptômes de l'état gravide, mais en l'absence de fœtus (c'est le *pseudocyesis* ou « grossesse nerveuse »). La toux chronique affecte l'arbre respiratoire de manière inexplicable, tout comme l'hyperventilation. Le système tégumentaire (peau et muqueuses) peut être touché par la glossodynie (sensation de brûlure linguale, aussi appelée *syndrome de la bouche brûlante*) ou par du prurit (démangeaisons) très invalidant. Dans la sphère urinaire, c'est la cystite interstitielle, qui se caractérise par une inflammation inconfortable de la muqueuse de la vessie ; en cas d'hyperactivité vésicale, des urgences mictionnelles surviennent, où le patient urine souvent mais en quantités réduites. Des syndromes multisystèmes sont également observés, telle la « maladie chronique de Lyme », ou *post*-Lyme, qui survient chez des individus qui n'ont pourtant jamais contracté la borréliose transmise par morsure de tique.

Le gros du contingent provient toutefois du système nerveux : il s'agit des troubles neurologiques fonctionnels[29]. Parmi ceux-ci, relevons les céphalées de tension, le syndrome de fatigue chronique, les vertiges et troubles cognitifs (concentration, mémoire), sans origine établie. La douleur est ainsi un symptôme très courant de la somatisation, tout comme la fatigue. Les crises non épileptiques sont une situation mixte, à cheval entre les troubles fonctionnels et factices : ces patients convulsent, mais la mise au point indique qu'il ne s'agit pas d'épilepsie. Enfin, les entités qui ont le plus marqué les esprits par leur aspect spectaculaire sont les conversions. Elles sont décrites depuis l'Antiquité, par exemple chez Hippocrate, et ont connu un regain d'intérêt au XIXe siècle, avec les fameuses « hystériques » du professeur Charcot, à la Salpêtrière. Ces troubles prennent la forme d'un déficit neurologique – mais la mise au point médicale indique que cette déficience n'a aucune raison d'exister.

29 Godfroid, I.O. (2023).

Il peut s'agir de paralysies (d'une partie ou de tout un membre ; une paraplégie ; l'impossibilité de se tenir debout, de marcher, etc.), de tremblements, de spasmes musculaires, de paresthésies (sensations de picotements ou d'engourdissements), de pertes de l'usage d'un organe sensoriel (cécité, surdité, mutisme, etc.), voire d'un « coma ».

La dépression est la comorbidité la plus fréquente des troubles fonctionnels ; pour certains auteurs, il s'agit même du diagnostic principal, la dysfonction somatique arrivant secondairement, et masquant l'état dépressif. En ce qui concerne la nature du lien qui semble unir les troubles fonctionnels et les structures de personnalité pathologiques, les arguments décisifs font encore défaut[30]. L'hypersensibilité aux médicaments, caractérisée par des effets secondaires inhabituels ou spectaculaires, est de survenue fréquente. L'effet nocebo est régulièrement évoqué – probablement à raison : ces patients se voient très souvent qualifiés de malades mentaux ; l'*expectation* liée au médicament est par conséquent négative, en raison de la réticence du patient à prendre un traitement pour un diagnostic psychiatrique auquel il ne souscrit pas. Comme déjà évoqué, l'effet placebo s'est régulièrement trouvé associé aux troubles fonctionnels, peut-être parce que certains cliniciens jugent pertinent d'administrer un « faux médicament » pour traiter une « fausse maladie ». C'est mal connaître à la fois le placebo et les troubles fonctionnels.

L'utilisation du placebo a de longue date été proposée pour diagnostiquer ou traiter cette catégorie de manifestations cliniques inexpliquées. L'étape diagnostique se réfère à l'administration – souvent intraveineuse – d'un placebo visant à faire disparaître, ou au contraire à provoquer, le symptôme. Cette technique reste préconisée par certains pour différencier, par exemple, les somatisations douloureuses des souffrances émanant d'une lésion organique,

30 Macina, C., Bendel, R., Walter, M. *et al.* (2021).

jugées plus « légitimes ». De manière plus courante encore, le placebo est utilisé dans les troubles neurologiques fonctionnels[31], telle l'administration d'une solution physiologique à un patient entravé par une paralysie de conversion. Une telle attitude tient de l'imposture intellectuelle et se doit d'être abandonnée par les médecins.

L'existence des troubles fonctionnels est considérablement documentée. Ces affections sont très invalidantes pour les personnes qui en souffrent. Elles touchent toutes les catégories d'âge, et s'observent aux quatre coins du monde avec des présentations identiques ; présentes dans les deux sexes, elles surviendraient plus couramment chez la femme[32]. Il s'agit d'une affection qui passe régulièrement à chronicité, et dont le pronostic est défavorable[33]. Il en résulte un coût doublé en termes de soins de santé, tant hospitaliers qu'ambulatoires. La prise en charge s'avère en effet longue et son décours, incertain. Elle est en outre régulièrement émaillée pour les patients d'incompréhensions, de reproches et d'humiliations. Bien qu'ils soient très fréquents, l'étiologie des troubles fonctionnels – multifactorielle – est, une fois de plus, mal cernée.

2.8. Les troubles factices

Aussi appelés *pathomimies* (littéralement, « maladies mimées, imitées »), les troubles factices ne s'apparentent cependant pas à de la simulation. Dans ce dernier cas, le tableau clinique est délibérément feint par le patient, dans le but de tromper afin d'en retirer un avantage – ceci ne relève pas de la médecine. Dans les pathomimies, au contraire, bien que le patient ait conscience de simuler une pathologie, ses motivations sont inconscientes. Il s'agit dès lors d'une affection psychiatrique ; elle n'appartient toutefois pas à la

[31] Rommelfanger, K.S. (2016).
[32] Hallett, M., Aybek, S., Dworetzky, B.A. *et al.* (2022).
[33] Gelauff, J., Stone, J., Edwards, M. *et al.* (2014).

lignée psychotique, ce qui explique qu'elle soit admise dans la maison Utopie.

Les troubles factices sont des conditions cliniques rares, particulièrement mal comprises, dont l'identification correcte est longue et difficile – une situation propice à la mise en doute de leur existence. Ces pathomimies sont pourtant bien documentées : les plus connues ont pour noms *syndrome de Munchausen*, *syndrome de Lasthénie de Ferjol*, ou encore *dermatitis actefacta*. C'est peut-être la sous-catégorie pour laquelle la part d'utopie vous semblera la plus marquée.

Quand l'endocrinologue Richard Asher choisit d'utiliser le nom de « Munchausen » pour sa publication de 1951 dans la revue médicale *The Lancet*[34], il fait référence à l'inénarrable Karl Friedrich Hieronymus, *Freiherr* von Münchhausen (1720-1797). Le célèbre baron est un personnage bien réel, un capitaine de cavalerie qui vécut dans l'actuelle Basse-Saxe. À l'heure de la retraite, ce mythomane accompli s'épanchait volontiers sur sa carrière militaire, dont il enjolivait les anecdotes les plus extravagantes : chevaucher un boulet de canon au-dessus d'un champ de bataille, s'extirper d'un marais – cheval compris – en se tirant par les cheveux, grimper jusqu'à la lune (accroché à une vigne géante), poursuivre sa charge au galop sur un cheval coupé en deux, etc. Un écrivain de ses amis en tira un succès d'édition en 1785. Le syndrome de Munchausen désigne des patients qui n'ont de cesse de consulter leur médecin, ou de se présenter aux urgences de l'hôpital, décrivant des maux insupportables qui leur font encourir d'innombrables examens, et souvent, des opérations chirurgicales aussi inutiles que mutilantes. Ils accumulent ainsi au cours des années de volumineux dossiers médicaux aux quatre coins du pays. Des affabulations émaillent l'anamnèse, et ces patients ont très souvent une connaissance approfondie du tableau clinique qu'ils tentent de reproduire. On considère généralement que le patient,

[34] Asher, R. (1951).

inconsciemment, recherche le réconfort des soins dans un contexte où il endosse le rôle de malade.

Le nom de « Lasthénie de Ferjol » est celui d'un personnage romanesque tiré d'une œuvre de Jules Barbey d'Aurevilly, *Une histoire sans nom* (1882). Le patronyme est repris par l'hématologue Jean Bernard, pour décrire en 1967 un syndrome clinique tout à fait singulier[35]. Comme l'héroïne de l'écrivain français, les patients atteints de ce syndrome se font saigner en secret, puis ils consultent avec tous les symptômes d'une anémie microcytaire. La plupart du temps, le sang est prélevé à la seringue dans le bras, au pli du coude, mais de multiples autres origines aux pertes sanguines ont été rapportées (épistaxis auto-entretenue, ulcérations gingivales, incisions de varices ou d'hémorroïdes, origines gynécologiques, etc.). Dans certains cas, les médicaments anticoagulants sont utilisés en secret. Pour Jean Bernard, le diagnostic repose sur une triade pathognomonique : anémie, automutilation et trouble de la personnalité. Cette affection très rare – parfois qualifiée d'« autovampirisme » – est plus fréquente chez la femme, principalement dans les milieux paramédicaux.

La *dermatitis actefacta*[36], ou dermite psychogène, est quant à elle un trouble factice dont l'expression est strictement cutanée. Le dermatologue est habituellement alarmé par l'aspect inhabituel des lésions que lui présente le patient. Celles-ci sont par exemple géométriques, ou symétriques, la plupart du temps situées dans des régions facilement accessibles du corps (avant-bras, visage, jambes). Leur survenue est soudaine et d'emblée « mûre » (elles n'ont pas évolué progressivement). Enfin, le patient est incapable de donner des informations cohérentes et détaillées sur le contexte d'apparition des lésions, leur évolution au cours du temps ou encore ses propres antécédents.

35 Bernard, J., Najean, Y., Alby, N. *et al.* (1967).
36 Little, E.G. (1908).

Les pathomimies concernent exclusivement l'être humain, et s'adressent au plan individuel (sauf à considérer les cas *par procuration*[37] – induits par un tiers –, comme des situations collectives). De manière intéressante, le trouble factice constitue dans de nombreux cas la comorbidité d'une affection médicale systématisée, dont il est très proche. Par exemple, jusqu'à 22 % des patients souffrant d'épilepsie présentent également des crises non épileptiques[38]. Dans d'autres cas, il faut chercher un sens symbolique au comportement du patient, et la présence d'une dépression associée, comme c'est le cas dans le syndrome de Ferjol[39].

Il n'est pas utile de confronter le patient au caractère « imaginaire » de ses plaintes, ou à la nature manifestement automutilatoire des lésions qu'il exhibe – il ne pourra que nier, avec la dernière conviction. Sa souffrance est profonde, et des accusations d'affabulation ne feraient qu'ajouter la honte à la détresse morale.

2.9. L'effet ELIZA

La maison Utopie bénéficie des dernières commodités en matière d'intelligence artificielle : c'est ce que nous démontre la présence en ses murs de l'effet ELIZA. Le nom « ELIZA » fait référence à un programme conversationnel développé en 1966 par Joseph Weizenbaum, au MIT (*Massachusetts Institute of Technology*)[40]. Selon la légende, Weizenbaum s'est inspiré du prénom d'Eliza Doolittle, l'héroïne de *My Fair Lady*. Adaptée deux ans plus tôt au cinéma, la comédie musicale raconte comment un pygmalion permet à une pauvre fleuriste de passer pour une dame de la haute société, par l'apprentissage de la langue et des conventions sociales.

37 Meadow, R. (1977).
38 Massot-Tarrús, A., Joe Yu, Y., AlKhateeb, M. *et al.* (2022).
39 Godfroid, I.O. (1998).
40 Weizenbaum, J. (1966).

L'*effet ELIZA* est défini comme la propension à attribuer à une intelligence artificielle des caractéristiques mentales propres à l'humain, et ce, même après avoir été informé que ce n'est pas un être humain[41]. Autrement dit, il s'agit d'une tendance *inconsciente* à projeter sur un programme informatique les attributs d'une personne bien réelle. Voici une conversation typique, extraite par Joseph Weizenbaum de son austère IBM 7094 :

Utilisateur : Les hommes sont tous les mêmes.
ELIZA : EN QUOI ?
Utilisateur : Ils nous embêtent toujours avec quelque chose.
ELIZA : POUVEZ-VOUS PENSER À UN EXEMPLE SPÉCIFIQUE ?
Utilisateur : Eh bien, mon petit ami m'a forcée à venir ici.
ELIZA : VOTRE PETIT AMI VOUS A FORCÉE À VENIR ICI ?
Utilisateur : Il dit que je suis déprimée la plupart du temps.
ELIZA : JE SUIS DÉSOLÉE D'APPRENDRE QUE VOUS ÊTES DÉPRIMÉE.

L'existence d'un tel phénomène est documentée depuis les balbutiements de l'informatique ; à vrai dire, elle date de l'apparition des premiers automates. Dans un article célèbre, l'immense Alan Turing, l'un des pionniers de l'intelligence artificielle, propose en 1950 un test visant à évaluer si une machine peut imiter l'intelligence humaine dans un dialogue, à tel point qu'un évaluateur ne puisse pas distinguer si ses réponses proviennent d'une machine ou d'un humain – c'est le fameux « test du Turing »[42].

Le fait que la mystification puisse opérer bien qu'elle soit clairement annoncée n'est pas sans rappeler les expériences par « placebo dévoilé », où un effet placebo est observé même après l'explication au patient qu'il va recevoir

41 Eisenmann, C., Mlynář, J., Turowetz, J. *et al.* (2023).
42 Turing, A.M. (1950).

un placebo. Si le mécanisme exact de l'effet ELIZA est inconnu, il semble résulter d'un traitement cérébral des interactions identique à celui lié à la conversation humaine[43]. Ce processus inconscient est qualifié d'irrépressible. C'est ce qui vous fait vouvoyer ou tutoyer ChatGPT, alors que de simples injonctions à l'infinitif suffisent à donner des instructions. Cependant, l'attribution de qualités humaines à la communication avec les ordinateurs a été critiquée par certains auteurs, et qualifiée de *perception erronée*.

Le programme ELIZA n'était pas conçu pour tromper son utilisateur ; il réagissait à certains mots-clés. Il élaborait ensuite une réponse en reformulant la phrase, à la manière d'un psychothérapeute de type rogérien (l'*Approche centrée sur la personne*, développée par le psychologue Carl Ransom Rogers au début des années 1950). À cette époque, les synthétiseurs vocaux n'existaient pas, et la machine imprimait ses réponses. L'appareillage était assez grossier. Dans son article, Joseph Weizenbaum écrit pourtant : « Certains sujets ont été très difficiles à convaincre que ELIZA n'est *pas* humain. » Les agents conversationnels actuels sont à des années-lumière de cet ancêtre dont le script tenait en une page et demie : ils imitent de plus en plus parfaitement le langage humain – l'effet ELIZA n'en est que plus dévastateur.

2.10. La mort vaudoue

Le vaudou est un culte originaire d'Afrique de l'Ouest, que l'esclavagisme négrier a répandu dans les Caraïbes et en Amérique. Par acculturation, il s'y est transformé en une forme secrète de magie noire. On y croise quelques figures utopiques hautes en couleur, comme celle du *bokor*, sorcier jeteur de sort, et sa créature toujours plus populaire, le zombi – ce défunt ramené à la vie.

La *mort vaudoue* – aussi appelée mort psychogène, thanatomanie ou encore mort par malédiction – fait référence

[43] Dillon, S. (2020).

à la survenue d'un décès soudain et inexpliqué au décours d'une imprécation[44]. Le phénomène fait l'objet d'une étude scientifique depuis le milieu du XXe siècle, avec une première description par Walter Bradford Cannon, professeur de physiologie à la prestigieuse université Harvard[45]. Son caractère hors du commun fait dire à Esther Sternberg qu'à l'heure actuelle, sa description originale serait rejetée avec dédain par la revue par les pairs[46]. Comme je l'ai déjà expliqué, la médecine n'apprécie guère d'être prise en défaut, et moins encore lorsqu'il s'agit de décès à l'aura surnaturelle – le bouclier du scepticisme est prestement brandi. Les cas cliniques sont cependant bien documentés ; David Lester, professeur de psychologie à l'Université de Stockton, en propose une revue particulièrement fouillée[47]. En voici quelques exemples :

Un homme décède d'une crise d'asthme après que sa mère l'a maudit pour avoir revendu son commerce, alors qu'elle s'y opposait.

La petite amie jalouse d'un certain M. Russell lui jette un sort vaudou peu après qu'il a subi une opération esthétique de la lèvre inférieure. Rapidement, il ressent un gonflement dans sa lèvre et la petite amie lui affirme qu'un insecte africain va lentement dévorer toute sa vitalité. Quand le chirurgien le revoit quelques semaines plus tard, il semble avoir vieilli de vingt ans et a perdu 14 kg. Le médecin explore la plaie et affirme au patient qu'il a retiré l'insecte. M. Russell se sent délivré du mauvais sort et se rétablit rapidement.

Un médecin annonce à son patient qu'il souffre d'un cancer mais qu'il va tout faire pour qu'il puisse fêter Noël. L'homme lutte contre la maladie, mais décède peu après le Nouvel An.

44 Campinha-Bacote, J. (1992).
45 Cannon, W.B. (1942).
46 Sternberg, E.M. (2002).
47 Lester, D. (2009).

L'autopsie révèle toutefois que le diagnostic de cancer était un faux positif.

Immédiatement après avoir reçu la malédiction d'un *bokor*, un Américain d'origine haïtienne perd tout appétit, persuadé que le sorcier a placé des œufs de lézard dans son estomac. Son état se dégrade irrémédiablement.

La mort vaudoue n'est pas l'apanage des sociétés dites « sous-développées », ni même un reliquat des livres d'histoire. Des cas surviennent dans toutes les parties du monde, même de nos jours. Il n'est pas non plus indispensable qu'un ensorceleur entre en scène. Comme on vient de le voir, un médecin peut par inadvertance jouer le rôle du sorcier qui condamne, ou à l'inverse sauver la vie du malheureux par une sorte de désenvoûtement symbolique. Sans intervention extérieure suffisamment crédible pour contrecarrer le mauvais sort, le décès est en effet la règle. Il n'y a sans doute pas de meilleure illustration de l'expression « mourir de peur ».

L'étiologie de la mort vaudoue reste inconnue : aucun problème médical n'est identifié et les autopsies sont non-contributives[48]. Dès sa publication fondatrice, Cannon cherchait pourtant des explications physiologiques : il avait exclu les possibilités d'un empoisonnement, d'une blessure passée inaperçue, de l'exposition à des toxines. Selon lui, il existait forcément une base biologique à ce phénomène d'apparence magique. Pour Esther Sternberg, cela fait de W.B. Cannon le tout premier médecin ayant tenté de comprendre les situations cliniques inexpliquées à l'aide de sa formation scientifique, proposant des hypothèses originales.

Notons qu'il ne s'agit pas d'une mort *subite* : le décès intervient, au moins, plusieurs jours après la malédiction, au terme d'un processus physiopathologique complexe, en partie inconscient, accompagné d'une détresse morale intense de la victime et de son entourage. Ceux-ci qui perdent tout

48 Dynes, J.B. (1969).

espoir et se convainquent que l'issue fatale est inéluctable. Cette situation a été rapprochée de l'effet nocebo, dont elle diffère cependant par son contexte culturel et son issue fatale inéluctable. La mort vaudoue ne s'observe que chez les humains (tout lien avec un équivalent animal, tel le réflexe de sidération face au danger, est contesté). Elle s'adresse au plan individuel, à tout le moins en ce qui concerne le décès.

2.11. D'autres processus individuels toxiques ?

Troisième sous-catégorie ouverte à des ajouts ultérieurs. On recherche tout autre processus individuel dont l'impact est toxique sur le maintien de la Vie. Creusez-vous la tête : si une telle situation clinique existe, c'est ici qu'elle se classe !

2.12. Les maladies psychogènes de masse

Les *maladies psychogènes de masse* constituent une sous-classe particulièrement impressionnante de symptômes médicaux inexpliqués. Bien que très rares, elles ont laissé une trace indélébile dans l'histoire de l'humanité. Des descriptions écrites, saisissantes, émaillent le Moyen Âge. Laissons un brillant médecin de la Renaissance, contemporain d'Érasme et de Thomas More, nous faire la présentation d'un cas – il s'agit d'un certain Philippus Theophrastus Aureolus Bombast von Hohenheim, dit *Paracelse*. La scène se déroule à Strasbourg, quelque deux années après la publication d'*Utopia* ; nous sommes à la fin du mois de juillet 1518 :

> Ce sont des paysans qui, par la volonté de Dieu, furent jetés dans ce tourment, cette manie dansante, non par une quelconque cause naturelle ou accidentelle, mais en raison d'une corruption du sang, qui bouillonnait en eux comme de la levure dans la bière. Ils furent contraints de danser par une fureur qui les possédait, à tel point que certains dansaient jusqu'à ce que leurs os se brisent, jusqu'à la mort pour d'autres.

Ce que décrit Paracelse, c'est l'*épidémie dansante* qui frappa la ville durant l'été, touchant près de quatre cents personnes, les malheureux se mettant soudain à danser de manière frénétique, jusqu'à l'épuisement total, voire la mort[49]. On parle d'épidémie, car tout commença par l'agitation rythmique d'une seule femme, le 15 juillet, avant de se propager dans toute l'agglomération ; il est à l'époque question de la « danse de Saint-Guy ». Les chroniqueurs conviennent que les danseurs agissent contre leur volonté. Il faudra six semaines aux autorités pour endiguer le phénomène, interdisant la musique et les danses en ville, puis regroupant les cas de *manie dansante* dans un lieu protégé du public.

Cette présentation singulière n'est que l'un des multiples visages des maladies psychogènes de masse, dont le tableau clinique protéiforme a de plus évolué au cours des âges[50]. Depuis le XXe siècle, on assiste plutôt à des vagues d'apparition de symptômes médicalement inexpliqués, touchant simultanément plusieurs systèmes. Le *sick-building syndrome* (syndrome des bâtiments malades) affecte par exemple les systèmes respiratoire, nerveux et tégumentaire[51]. Les personnes touchées incriminent l'environnement : les symptômes apparaissent rapidement lorsqu'ils se trouvent à l'intérieur du bâtiment et diminuent, voire disparaissent, lorsqu'ils le quittent, que ce soit en fin de journée, le week-end ou pendant les vacances. Les plaintes sont plutôt vagues et relèvent objectivement d'un inconfort (fatigue, nez bouché, gorge sèche, maux de tête) – mais les patients le vivent très mal. La médecine du travail n'identifie aucune cause. Une variante en progression accuse les parcs à éoliennes.

Plus récemment, en 2022, nous avons assisté à une épidémie de cas de piqûres à la seringue hypodermique dans les concerts et les boîtes de nuit[52]. Les victimes invoquaient

49 Waller, J. (2009).
50 Bartholomew, R.E. & Wessely, S. (2002).
51 Redlich, C.A., Sparer, J., Cullen, M.R. (1997).
52 Delhaye, M. & Zdanowicz, N. (2023).

une mise en danger par des inconnus. Le phénomène débuta par un cas isolé, celui d'une jeune femme, dans un bar de nuit à Nantes. En quelques semaines, plus de 2 000 plaintes furent déposées en France, mais aussi en Belgique et au Royaume-Uni. Les victimes décrivaient des céphalées, des nausées ou des malaises. Les mises au point médicales revinrent toutes négatives.

Enfin, parmi de très nombreux autres cas de figure, on se souviendra de la réaction des populations au vaccin contre le COVID-19. Attisées par les réseaux sociaux et les médias de manière particulièrement fascinante[53], les rumeurs les plus folles se répandirent sur la campagne de vaccination visant à protéger les populations. Une épidémie psychogène de masse d'ampleur mondiale suivit ainsi celle que causa l'infection par le coronavirus.

Certains auteurs ont qualifié les maladies psychogènes de masse de « mystère insoluble pour la santé publique »[54]. De multiples causes ont été envisagées, chacune adaptée à la présentation clinique du moment, mais le phénomène demeure inexpliqué. Dès le XVIe siècle, cependant, Paracelse évoquait une composante inconsciente à l'étiologie complexe de ce tableau contagieux.

2.13. D'autres processus collectifs toxiques ?

Voici la dernière sous-catégorie ouverte, dédiée cette fois à des situations cliniques collectives, ayant un impact négatif sur la préservation de la Vie, et qui auraient été omises jusqu'à présent. Avis aux amateurs.

---

53 Bagus, P., Peña-Ramos, J.A., Sánchez-Bayón, A. (2021).
54 Donaldson, L.J., Cavanagh, J., Rankin, J. (1997).

3. Vue sur l'inconscient

Nous venons de visiter les treize « chambres » de la maison Utopie, cette bâtisse à l'architecture fantastique. Certaines sont vastes et richement meublées, vous avez pu le constater, tandis que d'autres sont exiguës, quasi vides, et d'autres encore, inachevées. L'art de guérir ne semble pas posséder les plans de cet édifice utopique, comme s'il n'existait pas – il trône pourtant, sombre et imposant, au beau milieu de la cité des soins. Ne trouvant pas la clé des portes, la médecine a préféré y poser des scellés. Elles n'ont cependant rien de dérobées, et s'ouvrent sur des chambres dont les fenêtres, loin d'être borgnes, ont toutes *vue sur l'inconscient*.

C'est précisément cette vue sur l'inconscient qui va constituer le fil d'Ariane que je vous invite à suivre dans notre exploration des symptômes médicaux inexpliqués. L'édification de la maison Utopie relève en soi d'une volonté de défaire ce nœud gordien du diagnostic impossible. Ce qui pose un problème ici, c'est l'idée selon laquelle « il n'y a pas de cause physiologique » au tableau clinique, affirmation qui relève d'une vision dualiste désuète. Puisque tout est matière, c'est bien ce terme de *psychosomatique* qui ne convient plus ; il est vide de sens. Le fonctionnement de l'organisme – et donc celui du cerveau – est exclusivement matériel, en ce compris ses aspects cognitifs. En conséquence, l'hypothèse que sous-tend la création de cette nouvelle classe nosologique est l'existence d'une *cause physiologique* aux situations cliniques inexpliquées. En d'autres termes, une ou plusieurs anomalies « organiques » sont responsables des observations qui viennent d'être décrites, et nous devons les identifier.

La fonction de l'utopie en médecine – et de manière plus large, dans les sciences humaines – est de nous inciter à battre en brèche les dogmes. Si ces derniers nécessitent de négliger les situations cliniques inexpliquées pour demeurer cohérents, c'est qu'ils sont inopérants. L'adoption d'un nouveau modèle, plus efficace en ce qu'il les inclut, est justifié. Considérée en tant que classe, c'est un défi que la maison Utopie jette à la médecine. En contraignant la recherche à se pencher sur son architecture, elle conduit nécessairement à la naissance d'un nouveau cadre conceptuel.

Concept dynamique, la maison Utopie a pour vocation d'être quittée. Ceci tient à la logique subversive du projet, qui doit conduire à l'effacement de toute différence entre condition utopique et condition classique. Si une situation clinique passe pour « chimérique », c'est momentanément – et par erreur. En effet, l'avancement des connaissances scientifiques requalifie au cours du temps les affections énigmatiques en mécanismes physiopathologiques parfaitement maîtrisés. Si les conditions cliniques dont il est question ici se situent aux confins des neurosciences, elles n'y demeureront que le temps nécessaire à ce que l'expansion de la science les rattrape, les inclue, puis les banalise.

Ce processus n'a rien d'exceptionnel. Citons quelques exemples célèbres dans l'histoire de la médecine : l'épilepsie, affection neurologique longtemps considérée comme l'expression d'une possession démoniaque[55], ou l'ergotisme, attribué à la sorcellerie[56], alors qu'il s'agit d'une intoxication par les alcaloïdes de l'ergot du seigle (un champignon qui parasite les céréales). Beaucoup plus récemment, le point de vue sur les nausées gravidiques a radicalement changé : elles ont longtemps été interprétées comme un rejet inconscient de la grossesse par la mère – affirmation ô combien culpabilisante –, avant que le rôle de l'hormone GDF15, sécrétée par le placenta, ne soit mis en lumière[57]. Il en va de même pour les acouphènes, considérés jusqu'à il y a peu comme une « énigme scientifique et clinique », et une affection à la fois « bénigne », « idiopathique » et très invalidante, que « seule

55 Eadie, M.J. (1994).
56 Caporael, L.R. (1976).
57 Fejzo, M., Rocha, N., Cimino, I. *et al.* (2024).

la psychothérapie cognitivo-comportementale peut aider », il s'avère à présent qu'une diminution de l'activité neuronale due à une cochlée endommagée est en cause, provoquant une hyperactivité liée à une diminution de l'inhibition du système nerveux central[58]. Voici deux cas exemplatifs d'entités cliniques qui n'ont désormais plus leur place dans la maison Utopie, bien qu'elles aient répondu aux critères d'admission par le passé. Également de mieux en mieux reconnu et compris, l'effet placebo devrait à moyen terme quitter à son tour notre maison Utopie. Enfin, j'ai pu me tromper au cours du processus de sélection, auquel cas la situation concernée quitte purement et simplement la classification.

Outre le fait qu'elles partagent la triste condition d'être discréditées et fréquemment frappées d'ostracisme par la recherche, il est intéressant de constater que les situations rassemblées dans la maison Utopie se retrouvent régulièrement *associées* dans la littérature médicale. Nous pourrions presque évoquer la sérendipité[59], car cette découverte tient de la bonne surprise – après tout, ces situations cliniques sont très différentes les unes des autres, et d'apparence éloignée d'un point de vue nosologique. Cette association inattendue a trait aux hypothèses explicatives qui, au cours du temps, ont été avancées pour les comprendre. Ceci doit retenir toute notre attention, car comme nous allons le découvrir, il s'agit là d'un premier indice sérieux sur la piste qui nous conduira à la résolution de ce mystère diagnostique.

Les faits sont complexes. Commençons par nos deux principaux suspects : les « siamois » placebo/nocebo et les troubles fonctionnels. J'ai déjà évoqué l'utilisation (déplorable) du placebo dans le diagnostic et le traitement des troubles neurologiques fonctionnels – ce n'est que la partie émergée de l'iceberg. En octobre 2022, une équipe de l'Université de Vérone (Italie) a publié un article établissant d'autres liens entre ces deux entités, sur base de « facteurs

58 Vasilkov, V., Caswell-Midwinter, B., Zhao, Y. *et al.* (2023).

59 Trouvaille pertinente due au hasard.

cognitifs, de personnalité et neuroanatomiques partagés »[60]. Mirta Fiorio et ses collègues attiraient alors l'attention de la communauté scientifique sur l'importance partagée de l'attention centrée sur le corps (elle augmente par exemple les effets placebo et nocebo, tandis que la distraction apaise les symptômes fonctionnels) et de l'expectation basée sur les expériences passées (une forme de conditionnement par apprentissage, qui amplifie les deux phénomènes) – voilà pour les facteurs cognitifs. Du côté des éléments de personnalité, les similitudes concernaient la plus grande suggestibilité des patients souffrant de troubles neurologiques fonctionnels, mais aussi de ceux qui répondent mieux au placebo/nocebo. Le rôle important de l'anxiété dans les deux conditions était aussi relevé. Enfin, l'équipe véronaise listait six régions du cerveau qui sont à la fois impliquées dans les symptômes fonctionnels et les effets du nocebo – à savoir : l'amygdale cérébrale (une paire de noyaux situés dans les lobes temporaux), le cortex insulaire, les ganglions de la base, l'hippocampe, le cervelet et aussi une structure située à proximité du corps calleux : la *zone dorsale du cortex cingulaire antérieur*. Toutes ces régions sont par ailleurs de près ou de loin liées aux émotions et autres fonctions cognitives, dont la conscience.

Appelé à présenter un séminaire, devant un auditoire de neurologues, sur les aspects utopiques des maladies psychosomatiques – intervention programmée en décembre 2023 –, je m'étais également intéressé aux rapports entre placebo et troubles neurologiques fonctionnels[61]. À cette époque, j'ignorais totalement l'existence de l'article de Mirta Fiorio. Si je suis arrivé aux mêmes conclusions que l'équipe de Vérone sur certains éléments (comme le rôle analogue de l'expectation, et l'activation de zones cérébrales communes en neuro-imagerie), j'avais relevé d'autres similitudes encore, de natures cette fois *cliniques*, *génétiques* et *neuroanatomiques*.

[60] Fiorio, M., Braga, M., Marotta, A. *et al.* (2022).
[61] Godfroid, I.O. (2023).

D'un point de vue clinique, on n'observe ni trouble neurologique fonctionnel, ni effet placebo chez le dément. La démence est caractérisée par une perte des capacités exécutives préfrontales. Il en est de même en cas de coma, et là aussi, aucune association avec nos deux représentants de la maison Utopie. Ce constat corrobore donc la nécessaire implication des fonctions intellectuelles supérieures. L'enquête que nous menons devra donc s'interroger sur ce que les états de coma et de démence ont de si particulier, en comparaison au fonctionnement du sujet qui n'en est pas atteint.

Ensuite, c'est la génétique qui nous apporte, elle aussi, des arguments en faveur d'un lien entre trouble fonctionnel (ici, la conversion) et effet placebo. Il est ainsi connu que l'enzyme tryptophane hydrylase-2 (en abrégé, TPH2), impliquée dans la synthèse de la sérotonine, joue un rôle (lorsque sa fonction est altérée) dans la pathogenèse d'affections caractérisées par un déficit de contrôle cognitif et de régulation des émotions (comme l'anxiété, la dépression ou encore l'agressivité). Or, de façon très intéressante, il a été démontré que le variant G du polymorphisme de TPH2 (appelé « G-703T ») constitue un facteur prédictif d'une meilleure réponse au placebo dans l'anxiété[62], mais aussi de la survenue de troubles fonctionnels du mouvement[63]. Ces deux équipes de recherche travaillaient indépendamment, sur des sujets sans lien apparent, ce qui explique que cette similitude soit passée totalement inaperçue jusque-là.

En troisième lieu, des convergences émergent également des études en imagerie fonctionnelle. La neuroanatomie fonctionnelle de la conversion est de mieux en mieux cernée ; elle nous fournit des clichés sans cesse plus précis du cerveau des patients qui en souffrent. Ces derniers mettent en évidence l'implication centrale du *cortex préfrontal dorsolatéral gauche*, où une hypoactivité est mesurée dans de

62 Furmark, T., Appel, L., Henningsson, S. *et al.* (2008).
63 Spagnolo, P.A., Norato, G., Maurer, C.W. *et al.* (2020).

nombreux cas de conversion[64]. Or cette région est connue pour jouer un rôle crucial dans les corrélats neuronaux de l'effet placebo. La partie préfrontale du cortex est de surcroît associée à la régulation des émotions, la mémoire de travail et le contrôle cognitif. En complément à l'analyse de l'Université de Vérone, rapportant une activation du cortex insulaire, tant dans l'effet nocebo que dans les troubles fonctionnels neurologiques, il faut préciser que cette région a de surcroît été impliquée dans la recherche d'une base neurale commune à la plupart des comorbidités psychiatriques[65]. Ceci souligne à la fois le rôle crucial que joue ce lobe cérébral (traitement des émotions, perception intéroceptive, conscience subjective, fonctions sociales, gestion de l'homéostasie de l'organisme, contrôle moteur, etc.), et sa grande fragilité. Je ne m'appesantirai pas sur le fait que le cortex insulaire est également appelé *insula*, le mot latin désignant une île.

Nous venons de faire la liste des liens qui unissent les effets placebo, nocebo et les troubles fonctionnels. Poursuivons en examinant à présent les points communs entre les autres entités de la maison Utopie. On assiste ce faisant à l'émergence d'une sorte de réseau, d'une toile où ces situations cliniques semblent rattachées les unes aux autres. Les maladies psychogéniques de masse sont par exemple très souvent rapprochées de l'effet nocebo, comme dans le *Sick building syndrome*, le *syndrome de La Havane* (peut-être l'une de ses variantes, qui touche le personnel des ambassades), ou dans les symptômes rapportés par les personnes vivant au voisinage d'un parc à éoliennes[66]. Le célèbre *syndrome de la guerre du Golfe* appartiendrait à la même catégorie d'affections multisystèmes. Celui-ci affecte environ 25 % des vétérans des opérations « Bouclier du désert » et « Tempête du désert » (1990-1991). Il se manifeste par des douleurs, de la fatigue, des pertes de mémoire,

64 Voon, V., Cavanna, A.E., Coburn, K. *et al.* (2016).
65 Xie, C., Xiang, S., Shen, C. *et al.* (2023).
66 Crichton, F., Chapman, S., Cundy, T. *et al.* (2014).

et des signes digestifs et cutanés atypiques. Les maladies psychogéniques de masse ont également été associées à l'hypnose[67] et à la mort vaudoue (comme dans les cas de manie dansante conduisant au décès). La mort vaudoue a quant à elle été liée aux troubles fonctionnels en général, à l'hypnose et au nocebo[68]. Les troubles factices surviennent fréquemment chez les patients souffrants de troubles fonctionnels (et ceux-ci sont comparés à l'hypnose). L'effet ELIZA évoque le mécanisme du placebo dévoilé. Les maladies psychogènes de masse passent pour le revers toxique de la sagesse des foules ; elles prennent parfois la forme du trouble fonctionnel – nous pourrions continuer ainsi fort longtemps.

Tous ces liens sont autant d'arguments en faveur d'un mécanisme physiopathologique commun, quelque part dans les fondations de la *maison Utopie*. C'est à présent la principale question qu'il convient d'éclaircir. Nous avons entre les mains tous les éléments nécessaires pour mener ce projet à bien : un cadre conceptuel innovant, dérivé de l'utopie ; un cadastre dynamique des situations cliniques inexpliquées ; un éclairage nouveau – la notion de double dialectique. Avant de nous y atteler, dans le dernier chapitre de cet ouvrage, il reste, en guise de préparatif, une dernière mise au point à faire.

67 Elkins, G.R., Gamino, L.A., Rynearson, R.R. (1988).
68 Hahn, R.A. & Kleinman, A. (1983).

Physiosophie

Nous avons évoqué tout à l'heure le cinquième critère d'inclusion dans la maison Utopie : il était question d'un processus « sain » ou d'un processus « toxique » au regard du maintien de la Vie. Le recours aux termes *sain*, *toxique*, et la majuscule au mot « vie » ne sont pas anodins : il s'agit du référentiel d'un cadre conceptuel original : la *physiosophie*.

La physiosophie se définit comme un « système de pensée issu de l'union de la philosophie et de la physiologie du vivant »[69]. Il s'agit d'une approche éminemment moniste et matérialiste, qui repose sur la volonté d'aborder les problèmes philosophiques en les inscrivant dans la corporéité humaine. La physiosophie estime que les constructions de la spiritualité sont vaines, au motif qu'elles négligent un aspect essentiel de l'existence : son inscription corporelle inaliénable. Il n'est pas de pensée sans corps ; il n'est pas d'esprit sans matière.

Dans ce cadre, la notion de « vie » est une préoccupation centrale de la réflexion physiosophique. Par convention, le mot sans majuscule désigne l'existence, tandis que la majuscule à « Vie » fait référence à cette propriété intrinsèque à la matière animée[70]. Étrangère aux notions de bien et de mal, de bon ou de mauvais, l'éthique physiosophique distingue le *sain* du *toxique*. Cette distinction a trait au maintien de la Vie, et s'applique tant au niveau individuel qu'à celui du groupe (qu'il faut interpréter au sens large du terme, depuis deux individus jusqu'à l'espèce tout entière).

[69] Godfroid, I.O. (2022).
[70] Godfroid, I.O. (2023).

Dans la pratique, il n'est pas toujours aisé de déterminer si une situation clinique appartient à la *physiologie* ou à la *pathologie* – le référentiel habituel en médecine. Si l'on examine le cas de l'effet nocebo, la situation semble claire : proche de la physiopathologie du trouble fonctionnel, il ne vaut à quiconque en fait l'expérience que des symptômes invalidants : il s'agit bien d'un processus pathologique.

Le cas de l'effet placebo est beaucoup plus ambigu : bien qu'il soit bénéfique au patient, il peut néanmoins s'accompagner d'effets secondaires, parfois très graves. Dans ces conditions, doit-il être considéré comme physiologique (« normal ») ou pathologique ? La question passe pour insoluble. Dans la grille de lecture physiosophique, en revanche, l'effet placebo peut sans ambiguïté être qualifié de *sain* au regard du maintien de la Vie, et ce, malgré ses effets secondaires : il conduit en effet au rétablissement de l'individu.

Poursuivons avec les autres situations cliniques inexpliquées qui sont répertoriées dans la maison Utopie. Pour certaines d'entre elles, leur nature saine ou toxique est assez facile à déterminer ; pour d'autres, la question s'avère beaucoup plus complexe. C'est le cas de l'hypnose – en première analyse, il peut sembler difficile de la classer formellement. En effet, l'hypnose paraît dépourvue de lien avec la Vie. Cependant, des arguments évolutionnistes soutiennent l'idée que l'hypnotisabilité joue un rôle spécifique dans la gestion de la douleur[71] ; ces arguments s'ajoutent à l'hypothèse d'une connexion avec le réflexe de survie chez l'animal en danger. Enfin, il s'agit, dans sa forme thérapeutique, d'un outil de soin à part entière. Il s'agit donc d'un phénomène « sain » au regard du maintien de la Vie.

La nature de sagesse des foules est plus équivoque. D'une part, sur le plan évolutionniste, elle présente plusieurs avantages pour la perpétuation de notre espèce (prises de décision collective plus pertinentes ; résolution innovante

[71] Ray, W.J. & Tucker, D.M. (2003).

de problèmes complexes ; adaptabilité sociale accrue) et, comme déjà évoqué, c'est le fondement du processus démocratique (jusqu'à preuve du contraire, les autres régimes conduisent plus rapidement à la guerre). Mais d'autre part, on reproche à la sagesse des foules d'engendrer des comportements irrationnels ou des paniques collectives (dans un effet de type « mouton de Panurge ») ; elle peut conduire à une uniformisation des opinions – or la position dominante peut s'avérer erronée – ; elle est une source potentielle de mésinformation (la croyance populaire n'est pas toujours adéquate, car il arrive que la bonne attitude soit contre-intuitive). Les arguments évolutionnistes m'ont toutefois convaincu que la sagesse des foules devait être qualifiée de saine au regard du maintien de la Vie.

La nature toxique de plusieurs situations cliniques inexpliquées ne fait à l'inverse pas de doute. C'est tout d'abord le cas de l'effet nocebo, au motif qu'il n'engendre que des évolutions néfastes à quiconque en fait l'expérience. C'est également le cas des troubles fonctionnels : ces affections sont très invalidantes et génèrent en outre une importante détresse morale. Affections débilitantes et chroniques – parfois fatales[72] –, les troubles factices doivent être qualifiés de toxiques au regard du maintien de la Vie. La même conclusion s'applique à la mort vaudoue, de manière presque triviale : un processus conduisant au décès ne peut qu'être délétère. Il en est de même des maladies psychogènes de masse, source de souffrance, d'infirmité, voire de décès

Très singulier, le cas de l'effet ELIZA est particulièrement intéressant. À travers lui, c'est notre rapport à l'intelligence artificielle dont il est question, et ceci mérite plus ample développement. En lien avec les accusations de dangerosité de l'intelligence artificielle pour la santé et le bien-être, que j'ai évoquées dans le chapitre I, l'effet ELIZA proprement dit est considéré par certains auteurs comme une véritable

[72] Hausteiner-Wiehle, C. & Hungerer, S. (2020).

menace pour la survie de l'Humanité[73]. Notre propension *irrépressible* à attribuer des caractéristiques humaines au premier agent conversationnel venu, engendre à n'en pas douter un affaiblissement de l'esprit critique. Il ne peut en émerger qu'une forme viciée de sagesse des foules, bâtie sur la tromperie.

Le concepteur du programme ELIZA, Joseph Weizenbaum, n'avait aucune intention de duper ses utilisateurs ; les évolutions actuelles de l'intelligence artificielle, à vocation mercantile, s'en cachent à peine. Je distingue deux écueils possibles – pour ne pas dire, probables. En premier lieu, une forme de découplage entre la réalité du corps et la pensée. Le monde virtuel généré par l'IA et ses agents conversationnels nous éloigne en effet du monde réel. Ils surstimulent de surcroît les émotions (souvent négatives), au détriment de la raison, déséquilibrant ainsi la double dialectique qui régit notre rapport au monde. La multiplication des écrans forme autant de paravents entre la réalité et la subjectivité individuelle. On peut imaginer l'émergence d'une sorte de « somatonégligence », dans laquelle l'organisme est laissé à la supervision d'un algorithme médical, tandis que la pensée naviguera dans un environnement virtuel – somme toute, une espèce de dualisme numérique. À cet égard, le projet transhumaniste ne peut qu'inquiéter.

Le second risque identifiable de la généralisation de l'usage des intelligences artificielles est celui d'un recul des capacités intellectuelles humaines. Ce phénomène, que j'ai nommé *omégalyse*[74], semble déjà engagé, si l'on en juge par le recul historique de la valeur moyenne du quotient intellectuel (QI), en Occident, depuis le début du millénaire[75]. Jusque-là, il avait progressé de manière constante (un phénomène baptisé « effet Flynn »[76]). Nous savons déjà que

[73] Vilela Junior, G.B. & Passos, R.P. (2022).
[74] Godfroid, I.O. (2022).
[75] Teasdale, T. W. & Owen, D. R. (2005).
[76] Flynn, J.R. (2009).

l'usage de nos capacités mnésiques a fortement régressé avec la généralisation du support numérique. L'étape suivante compromet notre capacité à générer une pensée critique, et même à appréhender un raisonnement complexe ; à utiliser le support écrit. Le terrain semble alors libre pour l'hypothèse la plus pessimiste : l'exercice du pouvoir par une intelligence non humaine : la *numériquarchie*[77].

Revenons à notre propos. La conjonction de ces deux écueils, selon mon hypothèse, est avant tout de nature à accroître la fréquence des symptômes médicalement inexpliqués. Tout découplage entre le corps et la pensée représente un risque pour notre espèce. L'effet ELIZA – et, à travers lui, l'intelligence artificielle – peut en conclusion être sans ambiguïté qualifié de toxique. Ceci devrait nous alarmer au dernier des degrés.

Les apports du référentiel physiosophique à la réflexion scientifique ne se limitent pas à la distinction entre le sain et le toxique au regard du maintien de la Vie. Le sujet dépasse cependant le cadre de cet ouvrage, et ne sera pas développé ici. Il demeure que la création de la maison Utopie, en tant que classe nosologique originale, a constitué la première application pratique de la physiosophie.

[77] Godfroid, I.O. (2022).

3

L'avatar de travail inconscient

À présent que la physiologie utopique de l'esprit vous est familière, et que ses altérations les plus extravagantes n'ont plus rien d'inconnu, ce troisième chapitre de notre enquête sur les symptômes que la médecine est incapable d'expliquer passe au stade de la garde à vue. Portrait-robot du principal suspect : rapide, cérébral, masqué – il tire les ficelles depuis la face cachée de l'esprit, rogue et retors. Comme il est inconnu de nos fichiers, j'ai proposé de le désigner sous le nom de code ATI, pour *avatar de travail inconscient*[1]. Il est présumé responsable de la manière virtuelle dont l'inconscient analyse, transforme et interprète les données sensorielles et cognitives, avant leur transmission à la conscience. Interlocuteur privilégié, ce niveau conscient sera d'ailleurs notre premier informateur.

1 Godfroid, I.O. (2024).

Consciences théoriques

Anil K. Seth et Tim Bayne sont les auteurs de l'un des articles scientifiques les plus passionnants qu'il m'ait été donné de lire. Ces spécialistes du domaine – le premier est un neuroscientifique britannique et le second, un philosophe australien – proposent une analyse minutieuse de l'état actuel de la recherche théorique sur le phénomène de conscience. Publiée en 2022 dans *Nature reviews Neuroscience*, leur étude est d'un apport on ne peut plus précieux dans ce domaine d'une complexité extrême[2].

Rappelons que la définition même de la conscience ne fait pas consensus ; dans le chapitre I, j'avais rappelé son acceptation historique de 1762 – « la connaissance immédiate, plus ou moins intuitive, d'une chose à l'intérieur ou à l'extérieur de soi » –, dont l'auteur n'est autre que le grand Jean-Jacques Rousseau. Brillante, l'interprétation du philosophe genevois a tout du moderne « ressenti de notre propre présence au monde », évoqué dans l'introduction de cet ouvrage. Si le débat sur la bonne définition de la conscience peut aisément dépasser l'absence de consensus, il en va tout autrement de ses multiples théories explicatives. Ces dernières sont innombrables. Seth et Bayne parlent d'une véritable « efflorescence » des théories sur les bases biologiques et physiques de la conscience. Ils en soulignent cependant l'intérêt :

[2] Seth, A.K. & Bayne, T. (2022).

> Good theories guide empirical research, allowing us to interpret data, develop new experimental techniques and expand our capacity to manipulate the phenomenon of interest[3].

Cette remarque est fondamentale. Pour comprendre l'esprit humain, il ne suffit pas d'accumuler les observations, tout objectives ou subjectives soient-elles, il faut les intégrer dans un modèle théorique, si possible prédictif – et donc testable. Devant le foisonnement des théories de la conscience, une classification critique s'imposait toutefois. Celle-ci se devait d'identifier les points de convergence, ou au contraire les incompatibilités entre les différentes approches ; le type de données sur lesquelles elles reposent ; la manière dont elles abordent le phénomène, etc. C'est précisément ce que cet article crucial nous apporte.

On distingue selon Seth et Bayne quatre approches théoriques principales de la conscience : les *théories d'ordre supérieur*, les *théories de l'espace de travail global*, les *théories de la réentrée et du traitement prédictif* et la *théorie de l'information intégrée*. J'ajoute une cinquième approche, bien connue : les *théories physicalistes de l'esprit*, qui mettent l'accent sur la nature physique – il est ici question de cette science de la matière qu'est la physique – des mécanismes à l'origine de la conscience. Faisons le point, et retirons-en les éléments essentiels à notre enquête sur la piste de l'ATI.

Théories d'ordre supérieur

Il existe plusieurs versions des théories d'ordre supérieur[4]. Elles ont pour point commun de définir la conscience

3 « Les bonnes théories guident la recherche empirique, elles nous permettent d'interpréter les données, de développer de nouvelles techniques expérimentales et d'accroître notre capacité à appréhender le phénomène qui nous intéresse. » [Traduction de l'auteur]

4 Lau, H. & Rosenthal, D. (2011).

comme la capacité de concentrer la subjectivité sur un « ressenti d'ordre inférieur », telle une perception sensorielle. Une telle concentration de la subjectivité est appelée dans ce cadre, *méta-représentation*. Par exemple, l'affirmation : « Je sais que ma jambe me fait mal. », constitue une telle méta-représentation. L'argumentaire est à dominance philosophique. La conscience impliquerait en quelque sorte l'utilisation de facultés intellectuelles complexes pour jauger les données plus « basiques » ; les premières émaneraient du cortex préfrontal, à l'avant du cerveau, tandis que les secondes seraient l'apanage des aires sensorielles. Les théories d'ordre supérieur cherchent à expliquer pourquoi certains contenus de la pensée sont conscients, et d'autres pas. Elles rendent également compte du phénomène de « remplissage » (*filling-in*), évoqué au chapitre I dans la transformation des données sensorielles.

Théories de l'espace de travail global

Pour ces théories, un état mental est conscient dès lors qu'il est *diffusé* à l'intérieur d'un espace de travail global, sorte de « tableau noir » où les données sont centralisées puis partagées[5]. Cet espace impliquerait obligatoirement le réseau fronto-pariétal du cerveau, et son accès nécessiterait le recours à une sorte d'*allumage*, visant à amplifier les ressentis d'ordre inférieur (il s'agit là de la principale différence avec les théories d'ordre supérieur, présentées juste avant). D'abord neuropsychologique, le cadre conceptuel s'est élargi à la neurophysiologie et la neuroanatomie. L'accent est mis sur la compréhension de l'influence des états conscients sur les comportements et les idées, en fonction du contexte. Le rôle de l'attention est souligné, et placé à l'origine du processus d'allumage-amplification. En tant qu'architecture cognitive, la théorie de l'espace de travail global permet

[5] Mashour, G.A., Roelfsema, P., Changeux, J.P. *et al.* (2020).

d'expliquer comment une expérience consciente peut émerger d'un système principalement inconscient et parallèle.

Théories de la réentrée et du traitement prédictif

Deux processus sont ici au cœur de l'hypothèse : la réentrée et la prédiction. Dans les deux cas, l'importance du signalement descendant (« top-down ») dans la formation et l'activation de la perception consciente est souligné. Les théories de la réentrée associent la perception consciente au signalement[6]. Elles trouvent leur validation dans des expériences neurophysiologiques (historiquement, en lien avec la vision), et impliquent avant tout les régions du cortex cérébral engagées dans la perception, mais aussi les zones pariétales et frontales. Les théories du traitement prédictif, quant à elles, font appel à cette notion de « contrôle prédictif » que nous avons déjà rencontrée (logique bayésienne de prédictions, corrigées par des *erreurs de prédiction*)[7]. Ces théories pourraient pointer les corrélations entre mécanismes neuronaux et propriétés phénoménologiques (subjectives). Le lien entre intéroception, émotions et conscience de soi est abordé par cet axe de recherche.

Théorie de l'information intégrée

Proposée en 2004 par le psychiatre italien Giulio Tononi, la théorie de l'information intégrée[8] s'avère une approche mathématique de la subjectivité. Elle en est actuellement à sa quatrième version (2023). Selon cette théorie, la conscience correspond à la capacité d'un système à intégrer des informations. La « quantité de conscience » disponible

6 Lamme, V.A. (2006).
7 Hohwy, J. (2013).
8 Tononi, G. (2004).

pour un système, appelée *Phi* (Φ), pourrait ainsi être mesurée. Les zones du cerveau impliquées seraient ici les aires corticales postérieures ; toutefois, sa version 4.0 rejette ouvertement l'idée consensuelle selon laquelle la conscience est *générée* par le cerveau – la conscience existerait en soi[9]. La notion d'intégration fait référence à la capacité d'un système à combiner et à unifier différentes informations de manière cohérente. L'intégration implique que les parties du système travaillent ensemble pour former un tout, ce qui est essentiel pour la conscience. Tout système atteignant une certaine quantité d'informations pourrait selon cette théorie être qualifié de conscient : par exemple, les *organoïdes cérébraux* (ces « mini-cerveaux » créés en laboratoire, signalés au chapitre I – l'un des centres d'intérêt de Seth et Bayne), mais aussi des systèmes non biologiques, comme l'intelligence artificielle. Cette théorie est isolée sur ce dernier argument.

Théories physicalistes de l'esprit

Les théories physicalistes de l'esprit soutiennent que tous les phénomènes mentaux peuvent être expliqués en termes de processus physiques[10]. Le physicalisme repose donc sur l'idée que tout ce qui existe est fondamentalement matériel ; que tout est matière, en ce compris ce qui est traditionnellement qualifié d'immatériel (comme la pensée, les émotions, et les perceptions). Ce projet suit une logique purement moniste – matérialiste – qui, poussée à l'extrême, nous conduit à imaginer un futur où tant la santé mentale (un état sain de la matière) que la maladie mentale (son altération) seront identifiables par l'imagerie cérébrale (ou toute autre méthode d'examen à venir). Attardons-nous sur cette cinquième approche de la conscience, qui me semble

9 Cea, I., Negro, N., Signorelli, C.M. (2023).
10 Bitbol, M. (2000).

en lien direct avec notre recherche de l'origine des situations cliniques inexpliquées.

Partons du principe que l'esprit est une forme de matière – encore faut-il préciser de quelle « matière » il est question. À l'heure actuelle, la théorie dominante en physique s'appelle le *modèle standard de la physique des particules* – pour une explication détaillée, accessible au plus grand nombre, j'invite le lecteur à consulter sur le Net un texte de vulgarisation[11]. Le modèle standard est une évolution de la célébrissime théorie de la relativité générale (1915), et son formalisme mathématique actuel est appelé « ΛCDM »[12]. ΛCDM a cependant une faiblesse de taille : il s'avère incapable d'unifier la relativité générale et la mécanique quantique, ses équations menant à des valeurs infinies (un résultat scientifiquement irrecevable). Le modèle standard est dès lors mis au défi par des théories concurrentes, telle la *théorie des cordes*[13], qui propose une « gravité quantique » où les éléments constitutifs de la matière ne sont plus des particules élémentaires, mais divers modes de « vibration » d'une corde microscopique (10^{-33} cm). D'autres alternatives au modèle standard se nomment *théorie quantique des champs, gravitation quantique à boucle, gravité émergente,* ou encore *géométrie non commutative* – la liste est longue.

D'un point de vue purement physique, cet organe qu'est le cerveau peut recevoir une description électromagnétique, une description oscillatoire ou encore une description connectomique (celle qui dérive du *connectome*, évoqué dans le chapitre I : l'ensemble des circuits neuronaux, et la manière dont ces connexions forment des réseaux fonctionnels). La description oscillatoire fait référence aux signaux électriques synchronisés émis par les neurones lorsqu'ils

11 Godfroid, I.O. (2024) : http://dx.doi.org/10.13140/RG.2.2.27050.84163.

12 Pour Λ [*Delta*, la lettre grecque désignant la constante cosmologique] et *Cold Dark Matter* [la matière noire, dite « froide », car caractérisée par des vitesses inférieures à *c*, vitesse de la lumière].

13 Davies, P.C.W. & Brown, J. (1988).

communiquent entre eux. Ces oscillations, enregistrées par l'électroencéphalogramme (EEG), se manifestent sous différentes fréquences, qui correspondent à des états cognitifs ou comportementaux spécifiques (les ondes *delta*, *thêta*, *alpha*, *bêta* et *gamma*, chacune ayant une plage de fréquences particulière, et étant associée à différents états de conscience et activités cérébrales). La description oscillatoire est particulièrement riche et s'applique d'ailleurs à de nombreuses fonctions biologiques[14]. Si l'on se réfère au modèle standard de la physique des particules, toutefois, seule une théorie électromagnétique du cerveau-esprit est pertinente. En effet, comme le démontrent Peter Kitchener et Colin Hales, tout dans l'activité neuronale, depuis le niveau atomique jusqu'à l'activité électrique et la diffusion, en passant par le potentiel d'action et l'activité synaptique, nous ramène à des champs électromagnétiques[15]. L'électromagnétisme s'inscrit dans le modèle standard, où – toujours considéré comme une « force » –, il rend compte des phénomènes électriques entre particules et des champs qui y sont inhérents. Soulignons que cet abord est compatible avec la *théorie de l'information intégrée* de Tononi.

Les théories physicalistes les plus populaires ont cependant trait à la physique quantique, comme celle qu'ont développée Stuart Hameroff, un médecin anesthésiste, et le Prix Nobel de physique 2020, Roger Penrose[16]. Le mot *quantique* est de nos jours galvaudé et attaché à des élucubrations usurpant une aura scientifique, ou à des pratiques commerciales fantaisistes. Il ne faudrait pas pour autant perdre de vue que la théorie quantique est scientifiquement solide ; elle s'applique à l'échelle subatomique, dans le cadre du modèle standard de la physique des particules. Dans la thèse proposée par Hameroff et Penrose, baptisée *Réduction objective orchestrée* (« Orch-OR »), la conscience émerge de

[14] Goldbeter, A. (2010).
[15] Kitchener, P.D. & Hales, C.G. (2022).
[16] Hameroff, S. & Penrose, R. (2014).

processus quantiques qui se produiraient à l'intérieur des structures protéiques qui constituent le cytosquelette des neurones, les microtubules. Ces derniers joueraient un rôle actif dans le traitement de l'information quantique cérébrale.

En 2003, j'ai proposé une théorie physicaliste appelée *théorie de la psychiagénie*[17]. Il s'agit d'une « théorie de la racine commune », ce qui signifie qu'elle repose sur la présomption qu'il existerait une racine conjointe au cerveau et à l'esprit. Cette hypothèse audacieuse fut émise pour la toute première fois par Baruch Spinoza[18], un philosophe néerlandais du XVIIe siècle, dont l'influence sur la pensée moderne reste colossale. La « psychiagénie » (le nom de cette racine commune) serait de nature différente – bien que matérielle –, à la fois du cerveau et de l'esprit. Il faut comprendre : *différente dans ses propriétés physiques.* Selon cette conjecture, en effet, si les quatre dimensions du cerveau sont accessibles à l'investigation, les [4 + n] dimensions de l'esprit rendraient définitivement hors de portée la modélisation de la perspective à la première personne (1PP), qui caractérise sa composante consciente. La théorie des cordes était pressentie pour expliquer cette impossibilité, car son formalisme permet une telle approche multidimensionnelle.

Depuis l'université Harvard, l'anesthésiste et philosophe George A. Mashour (un tenant des *théories de l'espace de travail global*) avait commenté la théorie de la psychiagénie[19]. S'il validait l'ancrage moniste de ma proposition, il se montrait plus circonspect quant à l'utilisation de la théorie des cordes, bien moins établie que la physique quantique. Il considérait en outre que l'appel à une troisième entité (la racine commune) se devait d'être « plus épistémologique qu'ontologique » ; autrement dit, qu'elle constituait un outil théorique plus qu'une réalité. Cette interprétation conduisait toutefois, selon Mashour, à « une conséquence singulière » :

17 Godfroid, I.O. (2003 [a]).

18 Della Rocca, M. (1996).

19 Mashour, G.A. (2003).

la psychiagénie devenait dès lors *la conscience exploratoire elle-même*. Et de conclure que ceci rejoignait « l'approche instrumentaliste de la physique quantique, défendue par Niels Bohr et l'interprétation de Copenhague ». Il faisait là allusion à une célèbre controverse entre les pères de la théorie quantique : Einstein et Bohr. Le premier estimait que la physique devait décrire une réalité tangible et déterministe ; le second, que les évènements quantiques étaient intrinsèquement aléatoires. Naturellement, je n'étais pas d'accord. Ma réponse, maladroite, réaffirmait le caractère ontologique de la troisième entité[20]. En résumé, selon la théorie de la psychiagénie, nous ne percevons qu'une image tronquée de la véritable nature de la réalité. Cette dernière, en quelque sorte la *réalité totale*, constituerait un monde « cohérent »[21], régi par la physique des cordes. La psychiagénie fait partie de cette « réatotalité ». Toute interaction avec la racine commune (qu'elle soit sensorielle, comme c'est le cas lorsque nous nous blessons, ou que nous échangeons avec autrui ; ou qu'elle soit le fait de tout dispositif technique que nous pourrions construire pour l'explorer, comme un scanner, une IRM « BOLD », etc.), brise la cohérence physique de la psychiagénie en une représentation d'une part subjective (la conscience) et d'autre part, objective (tel un résultat d'imagerie médicale). Cette théorie, je le reconnais, tient du pari risqué, et comme pour tous les investissements hautement spéculatifs, elle est susceptible d'apporter beaucoup – ou de ne mener nulle part. Je propose néanmoins de la garder dans notre portefeuille d'idées, au titre de « poche satellite ». Dans ma réponse à George Mashour, j'avais enfin esquissé un lien avec la clinique psychiatrique (l'idée qu'une *psychothérapie unifiée*, alliant interventions psychologique et médi-

20 Godfroid, I.O. (2003) [b].

21 Dans le contexte quantique, la *cohérence* se réfère à la préservation des superpositions d'états (les états quantiques) dans un système. La perte de cohérence, appelée *décohérence*, est un processus où les interactions avec l'environnement font disparaître les superpositions quantiques.

camenteuse, s'adresserait avec plus de pertinence aux deux aspects de la racine commune) et proposé que l'étude d'un phénomène déconcertant et mal compris – l'effet placebo – puisse servir de champ d'expérimentation à la théorie. Voilà qui nous ramène au vif de notre enquête.

D'un mystère l'autre

À côté de cette revue des cinq principaux axes de recherche d'une théorie de la conscience, nous avons été confrontés dans le chapitre II à un autre foisonnement d'une grande richesse : celui des symptômes médicalement inexpliqués. Il se trouve que la physiopathologie des situations réunies dans la maison Utopie n'est pas plus univoque que les théories de la conscience. Il s'agit tout au contraire de mécanismes complexes et multifactoriels – or ils sont la plupart du temps *communs* à ces entités. Et ceci représente en soi un point d'intérêt : après l'incompréhension teintée de discrédit dont ces situations cliniques sont toutes victimes, et la mise en évidence des liens nosologiques qui les unissent (on les compare les unes aux autres, alors qu'elles ne sont pas censées avoir de rapport), l'existence de théories explicatives communes constitue un troisième argument qui les unit.

Parmi ces mécanismes explicatifs communs à la maison Utopie, l'expectation occupe une place centrale. On désigne par ce terme les prédictions ou attentes concernant un évènement futur. L'expectation serait ainsi impliquée dans les effets placebo et nocebo, l'hypnose, la sagesse des foules, les troubles fonctionnels et factices, l'effet ELIZA, la mort vaudoue, ainsi que dans les maladies psychogènes de masse. Elle constitue un biais cognitif des plus courants, et son influence sur les comportements humains est incontournable.

Le conditionnement est un autre facteur fréquemment mis en exergue. Il s'agit d'un mécanisme d'apprentissage qui induit une réponse réflexe. L'implication du conditionnement est supposée cardinale pour le placebo[22], le nocebo, les troubles fonctionnels, la mort vaudoue ou encore les maladies psychogènes de masse.

Citons également l'implication de théories évolutionnistes[23], avec régulièrement l'accent mis sur la gestion de l'anxiété ; mentionnons par ailleurs les théories bayésiennes[24] (évaluation de la probabilité d'un évènement sur base des croyances et des informations sensorielles). Enfin, il n'est pas inutile de rappeler l'implication systématique d'un processus inconscient : ceci constituait d'ailleurs le critère d'inclusion n° 3 à la maison Utopie.

Faisons le point. Si les situations cliniques de la maison Utopie sont comparées les unes aux autres dans la littérature scientifique, et qu'en plus les théories explicatives les concernant sont récurrentes, alors la nécessité d'une modélisation intégrative prend tout son sens. Nous nous trouvons par conséquent à la croisée des chemins : le moment est venu d'adopter une hypothèse capable de rendre compte de la mécanique inconsciente des situations cliniques inexpliquées, et de l'articuler avec l'état des lieux qui vient d'être établi sur les modèles explicatifs de la conscience. L'hypothèse que je plébiscite n'est autre que celle de l'ATI – l'avatar de travail inconscient.

22 Wickramasekera, I. (1980).
23 Bracha, H.S. (2006).
24 Eguíluz, V.M., Masuda, N., Fernández-Gracia, J. (2015).

Inconscient laborieux

La maison Utopie met en lumière une conception différente de l'être humain. Le rôle dominant du conscient dans l'existence est nuancé, un autre modèle, impliquant plus largement l'inconscient, étant plébiscité. Il n'est bien sûr pas question de prétendre ici *révéler* le rôle de l'inconscient dans l'espace cognitif humain – cette réflexion a débuté il y a plusieurs millénaires –, pas plus qu'il n'y aurait de sens à affirmer un quelconque empire de l'inconscient. L'objectif est ici d'investiguer le rôle de ce dernier par un nouvel angle d'approche, et cette démarche comporte une analyse étiologique – j'entends par là qu'elle s'appuie sur l'élucidation des causes du symptôme inexpliqué.

Un énoncé narratif de l'hypothèse de l'avatar de travail inconscient tient en trois paragraphes :

> Nous interagissons avec le monde par l'intermédiaire de nos sens. Il en découle la représentation consciente (en d'autres termes, la perspective à la première personne [1PP]) d'un compte rendu direct, exact et continu, qui sert d'assise à notre pensée et notre comportement. Comme nous l'avons vu au chapitre I, cette représentation tient cependant de l'illusion. En effet, le compte rendu sensoriel n'est pas direct, mais différé – c'est-à-dire : géré au préalable, de manière inconsciente. Il n'est pas exact, mais altéré par un processus de transformation et de prédiction. Enfin, il n'est pas continu, mais issu d'un mécanisme de discrétisation.

Il existe, en amont de la conscience, une instance de travail spécifique que j'ai nommée *avatar de travail inconscient.* L'ATI procède à la manière d'un opérateur à distance. Il a pour fonction de recueillir toutes les données sensorielles, de les analyser, et de leur attribuer une signification puis une priorité. De ces dernières émergeront des émotions et des comportements. Le processus est inconscient. L'organisme est envisagé par cette instance de travail à la manière d'un *avatar* : une représentation symbolique du corps dans un environnement virtuel.

L'ATI agit de manière rapide et automatique. Il reste étranger au ressenti à la première personne des influx sensoriels. Ce fonctionnement en position « méta » (en recul, à distance) l'expose toutefois à de potentiels dysfonctionnements. L'ATI pilote la conscience de manière anticipatoire et masquée. La conscience s'approprie avec délai les scénarios de l'ATI, dont elle ignore l'existence. Elle garde cependant la capacité de les *moduler.* En effet, la capacité critique de la raison consciente est supérieure à celle de l'ATI.

Le postulat de l'existence d'un ATI s'appuie sur des travaux antérieurs, développés et généralisés sur base d'arguments cliniques probants. Il en découle des inférences qui modifient notre manière d'envisager notre rapport au monde, et même la définition que nous avons d'un être doué de raison. Celles-ci nous conduiront à la compréhension des mystères médicaux rassemblés dans la maison Utopie. Je vais à présent produire ces éléments décisifs.

1. Indices historiques

Université de Californie à San Francisco, 1983. Dans le laboratoire de neurophysiologie, *Metal Health* du groupe Quiet Riot passe en boucle sur KOME 98.5 FM. Ceci exaspère considérablement un certain Benjamin Libet, 67 ans. Détenteur d'un doctorat en physiologie, le petit homme aurait déjà dû prendre sa retraite. Mais voilà, un sujet l'obsède. Il a réclamé la dérogation accordée aux universités, reportant la limite d'âge obligatoire à 70 ans.

Depuis des années, Libet tente d'approfondir la découverte de deux Allemands, le *Bereitschaftspotential*. Dix-huit ans plus tôt, en 1965, Hans Helmut Kornhuber, un neurologue, et Lüder Deecke, son doctorant à l'Université de Fribourg-en-Brisgau, ont publié un article décrivant pour la première fois ce « potentiel de préparation »[25]. Analysant les enregistrements électroencéphalographiques de sujets qui réalisaient des mouvements volontaires, les deux hommes ont remarqué une particularité qui n'avait jamais été décrite auparavant. Ils ont ainsi appelé *Bereitschaftspotential* ce potentiel cortical lentement croissant, de polarité négative (10 à 15 µV), qui précède, dans leur étude, les mouvements volontaires de la main ou du pied. Les auteurs précisent dans leur publication : « Le potentiel de préparation augmente avec l'engagement intentionnel et diminue avec l'indifférence mentale du sujet. »

La découverte fascine l'Américain, qui veut aller beaucoup plus loin. Après de nombreux échecs, il y parvient finalement en 1983. Libet et son équipe conçoivent une expérience qui démontre que le potentiel de préparation (qui n'est autre qu'un processus *inconscient*) précède la décision *consciente* d'accomplir un acte volontaire[26]. La publication fait l'effet d'une bombe. Elle suggère, ni plus ni moins, que des processus neuronaux inconscients surviennent *avant* les actes volontaires, et en sont peut-être la cause, ces actes étant ensuite perçus par le sujet comme motivés consciemment.

Les participants à l'expérience californienne devaient indiquer le moment exact où ils prenaient conscience de leur décision de bouger. Pour cela, Libet utilisait un chronomètre original, un cadran lumineux permettant aux volontaires d'estimer précisément ce moment de prise de conscience. Les

25 Kornhuber, H.H. & Deecke, L. (1965).
26 Libet, B., Gleason, C.A., Wright, E.W. *et al.* (1983).

résultats ont permis d'estimer que le potentiel inconscient précède la prise de conscience de l'intention de bouger d'environ 300 à 500 millisecondes.

Remettant en question la conception traditionnelle du libre arbitre, les conclusions de Libet ont naturellement été controversées. Bien que le débat sur les multiples implications de cette découverte ne soit toujours pas clos, une méta-analyse rassemblant toutes les études de réplication ne dément pas les conclusions de la publication originale[27]. Celle-ci, devenue véritablement iconique, introduit par ailleurs le concept de « veto conscient » : bien que l'inconscient amorce le processus d'action, la conscience pourrait annuler cette action avant qu'elle ne soit réalisée.

Benjamin Libet passera le reste de son existence à défendre la découverte de son équipe. Les bases de données scientifiques regorgent de ses articles en réponse à des détracteurs. Il participe à de nombreux congrès. En 1992, il est invité à présenter une synthèse de ses recherches au symposium de la Fondation Ciba, qui se tient à Londres, du 7 au 9 juillet. Consacré aux « Études expérimentales et théoriques sur la conscience », le colloque réunit les grands noms du domaine : Thomas Nagel (l'homme à la chauve-souris), John Searle (l'irréductible de l'intentionnalité subjective), Bernard Baars (le grand-père des *Théories de l'espace de travail global*), ou encore Daniel Dennett (le pape du fonctionnalisme). Mais c'est un autre orateur qui mérite toute notre attention : le Britannique P.D. Wall.

Le médecin algologue Patrick David Wall (1925-2001) fut considéré de son vivant comme l'un des experts mondiaux de la douleur – on lui doit notamment la *Gate control theory* (théorie du portillon), toujours saluée comme la théorie la mieux à même de rendre compte des aspects physiologiques et psychologiques de la douleur. Dans le cadre du symposium de la Fondation Ciba, Wall présente une allocution qui

27 Braun, M.N., Wessler, J., Friese, M. (2021).

fera date sur l'effet placebo appliqué à la douleur. Il y évoque un modèle de gestion de la douleur de type « réalité / réalité virtuelle », qui n'implique pas la conscience[28]. Wall énonce son hypothèse :

> I wish to introduce a novel proposal, which is that certain classes of sensation are locked to the response that is appropriate to the situation, in contrast to the classical view that sensation is always locked to a stimulus which provokes it[29].

La proposition est novatrice : elle laisse entrevoir l'existence d'une sorte de « filtre » entre l'information sensorielle et la prise de conscience subjective ; un filtre qui jugerait de la *pertinence* de l'information. Dans le cas de la douleur, le cerveau gère inconsciemment et de manière virtuelle les données nociceptives, puis décide à quel moment il est opportun de les soumettre à la conscience. L'algologue met en exergue un exemple célèbre : en situation de guerre, 70 % des soldats évacués du front vers un hôpital à l'arrière, bien que grièvement blessés, ne se plaignent d'aucune douleur. Celle-ci survient une fois le soldat pris en charge – tout se passe comme si une instance inconsciente avait décidé de différer l'information douloureuse, afin qu'elle n'entrave pas la possibilité du soldat de chercher secours et de se mettre à l'abri.

Wall explique que son modèle s'appuie d'une part sur les travaux du neurologue John Hughlings Jackson (1835-1911), et d'autre part sur ceux des éthologues Konrad Lorenz (1903-1989) et Nikolaas Tinbergen (1907-1988). De Jackson, il retient la notion de système nerveux *hiérarchique* ainsi que

28 Wall, P.D. (1993)

29 « Je souhaite introduire une nouvelle proposition, dans laquelle certaines classes de sensations sont liées à la réponse appropriée à la situation, contrairement à la vision classique selon laquelle la sensation est toujours liée à un stimulus qui la provoque. » [Traduction de l'auteur]

ses travaux sur l'aura épileptique, interprétée comme un exemple de réalité virtuelle bien distinct de l'hallucination. Notons que Jackson fut en outre un pionnier de la notion de représentation cérébrale, qu'il envisageait de manière hautement intégrative et indissociable de son substrat biologique. Des pères de l'éthologie, Wall reprend la notion de priorité assignée *inconsciemment* à certains influx sensoriels, en lien avec leur « valeur de survie »[30]. Le modèle proposé par Wall introduisait donc l'idée que dans la gestion de la douleur, il existe un traitement inconscient et virtuel des données, mâtinant les apports sensoriels de leur contexte – dangereux ou non pour le maintien de la Vie.

Lors de son intervention fondatrice au symposium Ciba, P.D. Wall ne généralise pas sa proposition à tous les sens ; bien au contraire, il la limite à quelques-uns. Les classes de sensations qu'il évoque sont essentiellement la douleur, la faim, la soif et le vertige. Dans une analyse des divers modèles explicatifs de l'effet placebo publiée en 1998, j'ai repris cet argument restrictif pour l'écarter de la liste des théories les plus convaincantes, qualifiant cette limitation de « handicap majeur »[31] – je faisais erreur. Je pense à présent que le modèle de réalité virtuelle est on ne peut plus pertinent pour la problématique qui nous intéresse. Toutefois, Wall se fourvoyait sur un point : sa proposition ne doit pas se limiter à la douleur, ni même à quelques rares sensations ; élargie à l'ensemble des influx sensoriels, elle constitue l'un des fondements de l'avatar de travail inconscient. Mais la généalogie de ce dernier est encore incomplète. C'est là qu'entre en scène un autre modèle original.

L'année même de la publication de l'exposé de Wall – 1993 –, R. Christopher Miall et ses collègues du laboratoire de physiologie de l'Université d'Oxford proposaient un *modèle interne prédictif* du mouvement[32]. Ce modèle applique au

30 Barrett, L., Blumstein, D.T., Clutton-Brock, T.H. *et al.* (2013).
31 Godfroid, I.O. (1998).
32 Miall, R.C., Weir, D.J., Wolpert, D.M. *et al.* (1993).

cervelet un concept développé initialement dans le domaine de l'ingénierie par Otto Smith[33], et qui est connu sous l'appellation « Prédicteur de Smith ». Il s'agit d'un type de « régulateur prédictif », conçu pour contrôler des systèmes présentant un délai de rétroaction significatif, tels qu'on en rencontre dans la conception des processeurs. Ce prédicteur de Smith pronostique ainsi la réponse attendue du système à une commande, ce qui, en termes physiologiques, correspond selon Miall à une *anticipation des conséquences sensorielles d'un mouvement*.

Ce sont précisément les conditions de fonctionnement du cervelet : il est désormais démontré que cette partie du cerveau joue un rôle d'intégration des influx sensoriels et de la commande motrice, afin d'en prédire les conséquences et de l'optimiser[34]. C'est le cervelet qui est impliqué dans l'exemple de la valise présumée pleine et qui, vide en réalité, nous surprend dans un geste disproportionné. Le phénomène est à mettre en lien avec les théories du *codage prédictif*, qui passent pour les bases biologiques des théories bayésiennes de la perception et de la cognition, évoquées au chapitre I. Retenons que le modèle interne prédictif de R.C. Miall constituait la première théorie unificatrice de la prédiction motrice, qu'elle impliquait l'inconscient et qu'elle rendait compte de l'expectation consciente de nos mouvements.

Le modèle de l'ATI reprend, fusionne et généralise les propositions de Wall et de Miall. De la première, il développe la notion de gestion virtuelle inconsciente des données sensorielles, et l'étend à tous nos sens. De la seconde, il reprend l'idée d'une prédiction inconsciente, cette fois non limitée au mouvement, mais élargie à toutes les fonctions cognitives. Il en résulte l'hypothèse d'une gestion virtuelle complexe du fonctionnement de l'organisme, située en amont de la conscience. Car comme l'avait prédit Benjamin Libet, c'est dans l'inconscient que tout commence.

---

[33] Smith, O.J.M. (1959).

[34] Tanaka, H., Ishikawa, T., Kakei, S. (2019).

2. Preuves cliniques

De la théorie, passons à la pratique clinique. La notion d'avatar de travail inconscient permet une nouvelle orientation de la recherche, centrée sur les mécanismes qui soustendent cette réalité virtuelle propre au fonctionnement cérébral. Dans sa conférence fondatrice, Patrick D. Wall évoque d'ailleurs des expériences chez le singe, qui font envisager la possibilité d'explorer un modèle animal de cet avatar. Ce concept replace en outre l'inconscient au cœur des processus cognitifs, justifiant une exploration prioritaire – cette exploration s'inscrivant toutefois, je le répète, dans une démarche neuroscientifique distincte des constructions psychodynamiques du siècle dernier. Notons que rien n'impose à la notion de traitement virtuel et non conscient de l'information de se limiter aux seules données sensorielles : le cadre conceptuel est suffisamment riche pour s'étendre aux autres processus cognitifs. Je vais illustrer cet aspect en passant en revue une sélection de situations cliniques très courantes, dont l'intérêt principal sera de brosser un portrait en ombres chinoises de l'ATI – un portrait, nous allons le voir, de plus en plus précis.

2.1. Apports de l'étude de l'anxiété

On définit l'anxiété comme une peur « sans objet » : contrairement à la peur proprement dite – une réponse émotionnelle face à un danger imminent –, l'anxiété survient en effet en l'absence de menace réelle. Sa présentation est polymorphe, ce qui signifie qu'elle s'affiche sous de nombreux visages. Le trouble panique représente l'une de ses formes les plus violentes. L'anxiété s'accompagne de tensions musculaires et d'une mise en alerte des organes sensoriels appelée *hypervigilance*, l'organisme se préparant à répondre à un danger qu'il anticipe (essentiellement par voie de combat ou de fuite). Cette hypervigilance est très coûteuse en énergie : la mémoire de travail et les capacités de concentration sont les premières victimes de ce qui-vive permanent et se voient considérablement diminuées. Les fonctions perceptivo-motrices sont également altérées.

L'action apaisante d'une respiration lente et régulière sur l'anxiété est solidement démontrée[35]. Il s'agirait possiblement du principal mécanisme d'action des techniques de relaxation les plus courantes, mais aussi de la marche paisible – et plus particulièrement de la marche dans un environnement boisé. Il s'avère que cet effet bénéfique sur l'anxiété est en lien direct avec l'intéroception respiratoire – autrement dit, *l'analyse d'une donnée sensorielle* –, par le biais du processus de prédiction et d'erreur de prédiction[36]. En modifiant les sensations intéroceptives de l'arbre respiratoire, la respiration lente et régulière engendre en effet une erreur de prédiction favorable. Il en découle un apaisement progressif.

À l'inverse, l'anxiété affecte le processus de prédiction. La prédiction *aberrante* qui en résulte – la présence d'un danger, alors qu'il n'y en a aucun – conduit à l'inutile mise en alerte de l'organisme (hypervigilance, tachycardie, tachypnée, hypertension artérielle, tension musculaire, etc.). Tout comme dans le cas de la peur, dont c'est la fonction physiologique, cette mobilisation générale a pour objectif la gestion de la menace, anticipée en vue de la survie. Au niveau conscient, ce « branle-bas de combat » s'accompagne d'un sentiment de danger imminent.

L'étude de l'anxiété nous apprend par conséquent que la gestion inconsciente des influx sensoriels et de la prise de décision connaît non seulement des dysfonctionnements, mais que de surcroît, ceux-ci sont particulièrement fréquents – qui n'a jamais éprouvé de l'anxiété ?

---

35 Bentley, T.G.K., D'Andrea-Penna, G., Rakic, M. *et al.* (2023).

36 Harrison, O.K., Köchli, L., Marino, S. *et al.* (2021).

2.2. *Apports de l'étude des situations d'hypoxie intermittente*

Les effets de l'anxiété peuvent être explorés plus avant au travers de deux situations cliniques en lien avec l'insuffisance d'oxygénation des tissus de l'organisme, ou *hypoxie* : le syndrome d'apnées du sommeil et l'effort physique intense. Ces deux situations sont en effet associées à des symptômes anxieux, et nous allons voir que leur survenue résulte d'une sorte d'*égarement* de l'inconscient.

Il existe un lien bien démontré entre le syndrome d'apnées du sommeil et le trouble panique. Selon une méta-analyse, environ un tiers des patients atteints d'apnées développent des symptômes anxieux[37]. Les dispositifs de ventilation en pression positive continue, utilisés pour traiter ce syndrome, réduisent de surcroît la fréquence des symptômes anxieux[38], ce qui confirme le lien direct entre ces deux affections.

De manière remarquable, les cas les plus sévères d'apnées du sommeil ne sont pas associés au trouble panique. On l'explique généralement par un seuil de réveil plus bas lié à l'anxiété, et en conséquence, une meilleure oxygénation du sang, les évènements hypoxiques étant interrompus par les éveils multiples[39]. Les attaques de panique jouent en quelque sorte le rôle d'un système d'alarme : réagissant à l'hypoxie comme à un danger vital imminent, l'organisme est mis en état d'alerte.

L'effort physique intense constitue une autre situation d'hypoxie intermittente. Ici, le mécanisme est différent : l'organisme n'est pas confronté à une situation d'ordre pathologique (une maladie), mais l'homéostasie est poussée dans ses derniers retranchements sous l'effet d'une mobilisation extrême des ressources physiologiques. Les conséquences sont toutefois comparables. Il est connu depuis longtemps

37 Garbarino, S., Bardwell, W.A., Guglielmi, O. *et al.* (2020).
38 Lundetræ, R.S., Saxvig, I.W., Lehmann, S. *et al.* (2021).
39 Eckert, D.J. & Younes, M.K. (2014).

que le surentraînement des athlètes est néfaste à leur santé mentale[40]. Le passage répété à un métabolisme anaérobie, suite à l'épuisement des ressources en oxygène, entraîne un dysfonctionnement de l'axe hypothalamo-hypophysaire. La transition en acidose lactique semble constituer la ligne rouge. La poursuite de l'effort anaérobie, qui agit tel un facteur de stress physiologique et psychologique, devient source d'anxiété[41]. Il n'y a pourtant aucun danger pour la vie : le simple arrêt de l'exercice entraîne un retour à la normale.

L'étude des situations d'hypoxie intermittente nous apporte donc une information fondamentale : le cerveau, et plus précisément, l'avatar de travail inconscient, peut être victime d'*erreurs d'interprétation*. Dans le cas présent, l'erreur est de taille : une hypoxie situationnelle est « confondue » avec une menace vitale imminente, et le protocole d'alerte maximale est déclenché. L'ATI agit donc de manière automatique et tient insuffisamment compte du contexte. Il vise au maintien de la Vie, certes, mais tout se passe *comme s'il intervenait à distance*, à la manière de l'opérateur d'un service de téléassistance.

2.3. Apports de l'étude de la douleur chronique

La douleur chronique est définie comme la persistance du symptôme sur une durée anormalement longue – plus de trois à six mois. Tout comme l'anxiété, elle s'avère un problème très courant de santé publique – on estime en effet qu'elle atteint près d'une personne sur trois[42]. Ses conséquences sur la santé mentale peuvent être qualifiées de systématiques, avec ici encore dépression et anxiété au premier plan. Le phénomène est complexe. D'une certaine manière, la douleur chronique peut être envisagée comme un système auto-entretenu, dans lequel le cerveau est submergé

40 Raglin, J.S. (1990).
41 Broodryk, A., Pienaar, C., Edwards, D. *et al.* (2017).
42 Cohen, S.P., Vase, L., Hooten, W.M. (2021).

de messages d'alerte émanant du système nerveux périphérique. Dans l'hypothèse de la sensibilisation centrale, la transmission synaptique nociceptive est accrue dans la moelle épinière, engendrant une dissociation entre la perception de la douleur et son stimulus réel. Les circuits neuronaux de la douleur ont été mis en cause, au travers d'une plasticité structurelle inadéquate[43]. Le connectome cérébral a également été pointé, avec l'implication des circuits limbiques.

Le lien entre anxiété et douleur chronique est de deux natures. D'une part, le seul fait de souffrir de manière persistante peut provoquer des sentiments de désespoir et d'impuissance, contribuant à l'anxiété. D'autre part, et surtout, la douleur active le système nerveux *orthosympathique* (du grec *orthós* [droit], *syn* [avec] et *pathos* [souffrance]), l'une des composantes du système nerveux autonome, qui est responsable des fonctions non soumises au contrôle volontaire. Cette activation entraîne une réponse au stress accrue (tachycardie, vasoconstriction, bronchodilatation, etc.), exacerbant ainsi l'anxiété.

Nous en retirons l'information que dans la douleur chronique, la gestion cérébrale est de nouveau « dupée ». L'inconscient – l'ATI – relaie à la conscience une information fautive, une aberration de la prédiction accompagnée d'émotions négatives, qu'aucune intervention thérapeutique ne semble pouvoir corriger. Pour l'ATI, en effet, la douleur chronique est interprétée comme la confrontation à une agression à laquelle il faut répondre de manière immédiate. On assiste donc à une déconnexion du réel, au travers d'un cercle vicieux sensitif et émotionnel. Et ceci rejoint la démonstration de P.D. Wall évoquée dans les indices historiques : si un tel phénomène est possible, c'est parce que l'inconscient gère les données *de manière virtuelle*.

43 Kuner, R. & Flor, H. (2016).

2.4. Apports de l'étude des phénomènes oniriques

Le rêve est un état altéré de conscience qui survient durant le sommeil, et qui comprend des perceptions, des pensées et des émotions. Domaine d'expression favori de l'inconscient, l'exploration des manifestations oniriques est donc susceptible de nous apporter de nouvelles informations précieuses. Il s'agit toutefois d'une autre famille d'évènements inexpliqués : la nature et la fonction exacte du rêve demeurent fort mal cernées[44]. Le rêve est étroitement associé au sommeil à mouvements oculaires rapides (REM) ; il survient également pendant le sommeil non-REM, mais le contenu est alors différent (plus court, moins structuré et moins détaillé).

Les preuves du rôle essentiel joué par le sommeil et le rêve dans la régulation des émotions s'accumulent en revanche, et cette régulation émotionnelle concourt à la santé mentale. Ces découvertes vont toutefois au-delà de l'implication du sommeil dans la régulation émotionnelle de base, et signalent en fait un lien clair et intime entre le sommeil et les fonctions socio-émotionnelles complexes, que ce soit au niveau individuel, entre individus, à travers de grands groupes d'individus, qu'au travers de sociétés entières[45]. Il est ainsi démontré que les individus privés de sommeil éprouvent une sensibilité émotionnelle interne accrue, mais souffrent d'une réduction paradoxale de leur capacité à l'exprimer. En outre, plus la quantité et la qualité des ondes cérébrales non-REM sont élevées, moins l'individu se sent anxieux le lendemain. Enfin, le manque de sommeil dégrade la sociabilité, et ceci serait dû à des altérations des réseaux cérébraux qui calculent et font des choix sociaux complexes.

Lorsque nous rêvons, nous nous percevons dans la réalité, même si le temps et l'espace sont distordus[46]. Le

---

[44] Bulkeley, K. (2017).
[45] Sharon, O., Ben Simon, E., Shah, V.D. *et al.* (2024).
[46] Tsunematsu, T. (2023).

contenu du rêve est le plus souvent irrationnel et incohérent, et s'apparente à des hallucinations (pour mémoire, des perceptions sans objet). Élément important, les phénomènes oniriques ne sont pas sous contrôle volontaire. Une exception, bien que rare, existe cependant : le « rêve lucide », au cours duquel certains individus ont la capacité de contrôler le contenu de leur songe. Le cours du temps durant le rêve est très différent de celui de l'éveil, et ce, sur plusieurs points. Tout d'abord, le temps onirique n'est pas linéaire : les évènements ne suivent généralement pas une séquence logique, mais au contraire, mêlent présent, futur et souvenirs. De plus, des simultanéités sont possibles. Ensuite, il est caractérisé par une distorsion temporelle, où les scènes sont tantôt accélérées, tantôt ralenties. Une certaine dissociation est même possible, au cours de laquelle le rêveur est déconnecté du temps, dans une sorte d'impression de temps suspendu. Enfin, la perception subjective du temps qui s'écoule est particulièrement variable. Ajoutons que le rêve joue un rôle fondamental dans les processus mnésiques de tous types[47]. Il semble indispensable à la créativité. Dernier argument d'intérêt, en lien direct avec le cœur de métier de l'avatar de travail inconscient, le rêve est essentiel au maintien de la Vie.

3. Déductions logiques

Le moment est venu de tirer des enseignements de ces apports cliniques. Nous avons compris qu'il existe un découplage entre la réalité et la représentation de la réalité que fournit l'ATI à la conscience. Le lien entre les organes sensoriels et la subjectivité est dès lors *indirect*, ce qui pourrait passer en première analyse pour un défaut, une perte de temps. C'est cependant tout l'inverse : si l'évolution a doté l'inconscient d'un ascendant sur le traitement des données en

[47] Hudachek, L., & Wamsley, E.J. (2023).

lien avec le monde, c'est justement pour gagner du temps. Ce gain de temps se matérialise au niveau des deux processus que nous avons évoqués dans le chapitre I : d'une part, la transformation et, d'autre part, la prédiction.

La discrétisation de l'information présenterait plusieurs avantages en termes de performances, tels qu'une vitesse de traitement accrue et un taux d'erreur minoré, mais aussi une réduction des interférences nuisibles au fonctionnement cérébral[48]. L'échantillonnage des données est en effet plus facile à traiter que sa totalité. La prédiction vise également à gagner du temps : parier sur l'avenir immédiat en se basant sur la probabilité et l'historique confère un atout précieux en termes de vitesse. Nos décisions et nos gestes gagnent en vélocité ; charge à l'erreur de prédiction de corriger immédiatement les approximations. Ceci est particulièrement utile quand il s'agit de protéger son existence. Et c'est tout l'objectif de cette mécanique complexe : préserver la Vie.

Ce fonctionnement tourné vers la performance, et qui plus est, virtuel et en position « méta », expose forcément l'ATI à des dysfonctionnements. Au stade de la transformation des influx sensoriels, il s'agit de l'erreur de discrétisation. À celui de la prédiction, c'est l'erreur de prédiction (pour éviter toute confusion, appelons-la, *erreur de prédiction toxique*, cette acception du mot *toxique* étant à mettre en lien avec la théorie physiosophique). Il convient en effet de différencier codage prédictif « sain » et prédiction erronée.

L'erreur de discrétisation est définie en ingénierie comme l'*erreur introduite par la mesure d'une variable sous forme d'échantillons à intervalles de temps discrets plutôt qu'en continu*[49]. Il m'a semblé crédible d'en proposer une transposition au connectome cérébral[50]. En effet, la gestion inconsciente de l'échantillonnage des entrées sensorielles – ici à

48 Tee, J.S. & Taylor, D.P. (2020).
49 Escudier, M. & Atkins, T. (2019).
50 Godfroid, I.O. (2023 [a]).

prédominance de proprioception et d'intéroception –, constitue une étape critique. Les erreurs de discrétisation y survenant sont en outre susceptibles d'être amplifiées par le phénomène, lui aussi inconscient, de *remplissage* qui suit l'échantillonnage (le *filling-in* bien documenté dans le cas de la vision). Ce traitement vicié de l'information au sein du cerveau conduit à la transmission au niveau conscient d'un avatar altéré de la représentation corporelle. Ajoutons que le flux de conscience lui-même peut être envisagé comme une chaîne discrétisée d'états momentanés, séparés par des points de transition de phase[51] ; des erreurs de discrétisation pourraient dès lors survenir également à ce niveau.

Le concept d'erreur de prédiction toxique n'est quant à lui pas neuf. Dans son article original, en 1959, Otto Smith abordait déjà les problèmes potentiels associés à l'utilisation de son prédicteur. Des erreurs de prédiction sont possibles dans un processus industriel, mais elles le sont tout autant que dans un processus physiologique[52]. Celles-ci sont interprétées comme une perte de la subjectivité du contrôle volontaire, conduisant au développement d'un modèle anormal relatif au fonctionnement cérébral ou corporel[53]. Certains auteurs ont proposé qu'un problème de coordination interviendrait au niveau de la gestion des boucles de rétroaction du connectome cérébral, dont résulterait une perception tronquée. Devenue « toxique », l'erreur de prédiction n'est plus mise à jour avec précision, et la dysfonction se perpétuerait, alimentant un véritable cercle vicieux. L'idée d'une dysfonction du modèle prédictif a été proposée dans l'étiologie des troubles neurologiques fonctionnels. Un calcul prédictif altéré a également été proposé comme explication de la dysmétrie observée dans l'ataxie cérébelleuse (la perte de la coordination des mouvements volontaires liée à une affection du cervelet).

51 Yurchenko, S.B. (2022).
52 Clark, A. (2013).
53 Hallett, M., Aybek, S., Dworetzky, B.A., *et al.* (2022).

L'ensemble de ces processus, rappelons-le, se déroule de manière sous-jacente, imperceptible, dissimulée – autrement dit, de manière inconsciente. Il s'agit pourtant de prendre des *décisions*, qu'elles soient pertinentes ou erronées, avec toujours ce leitmotiv de maintenir la Vie. Nous pouvons donc en tirer une autre conclusion inattendue : non seulement le traitement de l'information conduisant à l'émergence des émotions est inconscient, mais dès lors que des choix sont faits, c'est qu'ils découlent d'un « principe pensant ». À côté de l'*émotion inconsciente*, nous devons donc postuler l'existence d'une *raison inconsciente*. Revenons au concept de double dialectique (conscient/inconscient ; raison/émotion) : à côté de ceux de l'inconscient que nous venons d'évoquer, la conscience possède elle aussi un pôle raisonnant et un pôle émotionnel. Nous faisons tous l'expérience quotidienne de l'émotion consciente et de la raison consciente – c'est votre cas en ce moment précis, tandis que vous lisez ces mots. Prenons le cas de la raison : que nous apprend la clinique ? L'ATI est leurré par les apnées du sommeil et le sport trop intense : dans les deux cas, il conclut à tort à une mort imminente et réagit en mettant l'organisme en état d'alerte. La gestion virtuelle pratiquée par l'ATI le prive donc de l'exercice critique qui consiste à tenir compte du contexte. Cela suggère que la raison inconsciente serait en quelque sorte plus primitive, plus « naïve » que la raison consciente.

Poussons le raisonnement à son paroxysme. Si la programmation motrice et la régulation émotionnelle sont d'origine inconsciente, que penser de la notion de libre arbitre ? Serait-il, lui aussi, « inconscient » ? Ce point de vue semble simpliste. Nous devons à tout le moins reconnaître à la conscience la capacité de *moduler* la direction initiée par l'inconscient. Prenons un exemple : on a coutume de prêter aux yogis des capacités physiologiques hors du commun[54] – et plus particulièrement, le contrôle de la résistance à

[54] Vakil, R.J. (1950).

la douleur. Une étude a utilisé l'électroencéphalogramme quantitatif durant des actes de percement de la langue ; elle démontre une réduction de l'activité cérébrale, suggérant que le yogi induirait volontairement un état similaire à ceux observés lors d'une analgésie[55]. Autrement dit, le yogi annule consciemment l'alerte sensorielle douloureuse qui aurait dû placer l'organisme en état d'hypervigilance, par les voies inconscientes que nous avons décrites. Ces résultats pourraient être interprétés comme une possibilité pour la conscience d'influer sur l'ATI. Ceci, remarquez-le, rejoint le concept de « veto conscient », introduit par l'équipe californienne de Benjamin Libet en 1983 : la possibilité pour la conscience d'inhiber une initiation inconsciente. De ce point de vue, le libre arbitre pourrait être qualifié de *produit hybride*.

Parmi les processus inconscients dont nous avons tous fait l'expérience, il y a le rêve et les mécanismes mnésiques – tous deux liés de près ou de loin à l'état de sommeil. À l'once de l'ATI, le rêve pourrait passer pour un accès accidentel et partiel à la conscience de données qui n'ont pas pour vocation d'y émerger, un peu comme des fichiers supprimés dans la corbeille. En ce qui concerne la mémoire, il est connu que l'évocation d'un souvenir en modifie le contenu[56]. Ne pourrions-nous y voir la trace du processus de transformation des données que réalise l'ATI avant toute transmission à la conscience ? Cette hypothèse est soutenue par la démonstration que de nouveaux éléments sont incorporés au souvenir évoqué, et que l'humeur du sujet au moment du souvenir joue un rôle important. Dans le même ordre d'idée, il est bien connu que les traumas psychiques font l'objet d'une « scotomisation » : ce rejet hors du champ de la conscience d'une réalité trop pénible pour le sujet est étudié sous la dénomination d'*oubli actif*[57]. L'oubli actif de souvenirs traumatiques, médié par une série de mécanismes moléculaires, cellulaires et de

55 Peper, E., Wilson, V.E., Gunkelman, J. *et al.* (2006).
56 Bridge, D.J. & Paller, K.A. (2012).
57 Berry, J.A., Guhle, D.C., Davis, R.L. (2024).

réseau, dénote une prise de position : n'est-ce pas là le choix délibéré d'une raison inconsciente qui vise à protéger ?

À côté du rêve, le temps est un autre acteur incontournable du sophistiqué théâtre des neurosciences ; nous devons nous attarder sur son cas. La définition du temps, et le sens qu'il faut donner à ce phénomène, n'est ni plus ni moins que l'énigme la plus mystérieuse de la science, toutes disciplines confondues. À la suite du philosophe britannique John McTaggart, on distingue habituellement deux *séries* – ou *topiques* – au temps[58] :

> Série « A » : différencie le passé, le présent et le futur;
> Série « B » : différencie l'antériorité et la postériorité.

Cette taxinomie, d'apparence simple, permet de mettre en lumière les propriétés structurantes de la variable temporelle. La topique « A » est ainsi associée à la psychologie, au titre de temps de la subjectivité et de l'émotion. La « B » classe au contraire les évènements de manière *immuable* : c'est le domaine de la vérité éternelle, le temps de l'objectivité (car ce qui est postérieur à un évènement ne le précèdera jamais – cette relation qui les unit est indestructible, et non ambiguë). C'est à l'inverse parce qu'ils sont *évolutifs* au cours du temps que les éléments de la série « A » s'avèrent équivoques. Ils sont certes liés par une transition irrévocable, mais cette dernière est mouvante : tout élément du futur deviendra tôt ou tard un élément du passé (or il s'agira toujours du même évènement).

Dès lors qu'il me semblait important de réintroduire de la biologie, de la corporéité, dans cette classification abstraite (il faut préciser que McTaggart est un philosophe idéaliste), j'ai proposé d'ajouter à ces deux séries une troisième topique du temps[59] :

---

58 McTaggart, J.E. (1908).
59 Godfroid, I.O. (2023 [b]).

Série « C » : distingue le temps dynamique du temps statique.

L'idée était de différencier ce qui par nature est figé dans le temps, de ce qui évolue. Le temps statique serait plutôt l'apanage de la matière inerte, abiotique, tandis que le temps dynamique est associé à la Vie – l'autre mystère absolu pour la science, et accessoirement l'objet de toute l'attention de l'avatar de travail inconscient.

Le temps est en effet une variable fondamentale pour l'ATI : non seulement constitue-t-il un élément central de tout processus décisionnel[60], mais chacun des mécanismes inconscients que nous avons passés en revue vise à gagner en rapidité dans la gestion des données affluentes et effluentes. Si la topique « A » passe pour le cadre temporel de la psychologie, elle me semble en partie inadaptée à l'inconscient. En effet, on assiste dans les phénomènes inconscients à un véritable « télescopage temporel ». Ainsi, dans le rêve, le présent se mêle-t-il au passé et même à un futur imaginaire, ou plus exactement un futur *probabiliste*. Et ces baïnes de l'esprit tiennent souvent du vortex. C'est aussi ce télescopage temporel qui est à l'œuvre – alors, de manière toxique – dans l'anxiété. Enfin, différentes formes de mémoire peuvent reposer sur une représentation « compressée » du temps[61]. De manière analogue à la compression de l'espace visuel (où la précision diminue à mesure que l'on s'éloigne de la fovéa), les « cellules temporelles » sont plus vagues pour les évènements plus anciens. Dans cette perspective, Marc W. Howard (Université de Boston), estime que *le temps fonctionne comme un échafaudage qui organise les souvenirs de la même manière que l'espace rétinien fonctionne comme un échafaudage pour la perception visuelle*. Voici selon moi un exemple du temps dynamique à l'œuvre.

60 Klapproth, F. (2008).

61 Howard, M.W. (2018).

L'aspect kaléidoscopique du temps inconscient nous mène à un constat déroutant : le temps des topiques « A » et « B » *n'existe pas* pour l'ATI. Il s'avère tout à fait capable de fonctionner sans tenir compte de leurs contraintes. Le temps paradoxal de l'ATI, que l'on pourrait également qualifier de « temps utopique », apparaît à l'inverse comme indissociable de la Vie, et du temps qui lui est associé, le *temps dynamique* de la topique « C ».

Enfin, il arrive que le temps utopique de l'ATI émerge accidentellement au niveau conscient. C'est par exemple le cas dans le phénomène de *déjà-vu*. Il s'agit de la sensation de familiarité immédiate avec une conversation, une situation ou un lieu, comme si le moment appartenait aux souvenirs, tandis qu'il est parfaitement inédit[62]. On peut aussi l'impliquer dans l'illusion de prémonition (la certitude qui nous étreint de prédire un évènement futur – ce que les lois de la physique ne cautionnent guère). Il s'agit peut-être aussi de l'étiologie des phénomènes hypnagogiques et hypnopompiques, ces hallucinations physiologiques (non psychotiques) évoquées dans la « piste objective » du chapitre I. De manière plus générale, c'est le type d'incident qui survient à chaque fois que nous nous souvenons de nos rêves – nous y reviendrons.

Le « problème difficile » des neurosciences ne se simplifie pas lorsqu'il est abordé sous l'angle de la double dialectique. Mais un élément crucial émerge : si le *résultat* du traitement inconscient des données conduit effectivement à une perspective à la première personne (« Je pense »), il est intéressant de noter qu'en amont, l'avatar de travail fonctionne quant à lui dans une perspective à la troisième personne (« La conscience doit penser que... »). Ceci donne du sens aux apports respectifs de l'étude de l'anxiété, de l'hypoxie intermittente et de la douleur : la distanciation, l'insensibilité propre, la déconnexion du contexte – en résumé,

62 Wild, E. (2005).

le mode « virtuel ». En corollaire, la subjectivité du « je » passerait pour une construction artificielle, ce qui rejoint une hypothèse émise par Daniel Dennet[63], le philosophe américain qui comptait au rang des orateurs lors du symposium Ciba de 1992. C'est peut-être cela qui nous fait évoquer l'activité de notre cerveau à la troisième personne, comme s'il nous était étranger. Il n'est toutefois pas question de nier l'existence de notre expérience subjective, mais peut-être ne représente-t-elle qu'une construction virtuelle de l'ATI – à toutes fins utiles.

L'une des questions centrales à toutes les théories de la conscience a trait à la localisation anatomique des phénomènes. Nous sommes donc amenés à nous poser la question fatidique : « S'il existe, où se situe l'ATI ? ». À l'ère du *connectome*, la recherche d'une localisation cérébrale unique n'a bien évidemment plus de sens. En d'autres termes, il n'existe aucun « cluster neuronal », pas plus qu'un « noyau », ni même un « lobe » qui correspondrait à l'ATI. Je vais plus loin : je postule que c'est la *globalité* du système nerveux qui importe, et pas seulement sa partie centrale. Les arguments qui vont en cette direction s'accumulent. L'importance du cervelet – qui fut longtemps cantonnée au contrôle moteur et à l'équilibre – a par exemple été totalement réinterprétée. Son implication dans les émotions, le langage et d'autres fonctions cognitives est à présent reconnue. Le rôle du tronc cérébral dans le phénomène de conscience ne doit pas non plus être caricaturé et ramené à la seule régulation respiratoire[64]. Mais il faut également considérer la moelle spinale (ou épinière) et toutes ses ramifications, jusqu'aux plus distales – c'est ce que suggère le rôle central de l'intéroception. La moelle n'est pas qu'un assemblage de « câbles neuronaux », c'est également un centre de coordination locomoteur, où l'on retrouve en outre des générateurs d'activité neuronale rythmique. Au travers de l'implication du système

63 Dennett, D.C. (2019).
64 Parvizi, J. & Damasio, A. (2001).

nerveux périphérique, enfin, c'est l'organisme tout entier qui se retrouve impliqué dans la conscience, et pas seulement sa partie encéphalique.

Relevons malgré tout quelques *incontournables* de la recherche sur les corrélats anatomiques des fonctions cognitives. Rappelons tout d'abord que des preuves indiquent qu'une activité des régions corticales antérieures est nécessaire à la conscience perceptuelle (autrement dit, l'expérience du monde). L'hémisphère droit est impliqué dans le traitement inconscient des émotions[65], et plus particulièrement l'amygdale. Dans l'expérience de la main en caoutchouc, le sentiment d'appartenance du faux membre est corrélé à une activation du cortex prémoteur. Le cortex préfrontal dorsolatéral gauche est associé à la régulation des émotions, la mémoire de travail et le contrôle cognitif ; etc., etc. Nous pourrions continuer ainsi fort longtemps : le corpus biophysique est colossal et en perpétuelle amélioration. Ce point de vue anatomique est cependant nuancé par les théories de la racine commune.

Remarque préliminaire : le concept d'avatar de travail n'a rien d'une île déserte, une construction abstraite qui serait incompatible avec les autres courants de la recherche. Des similitudes et des divergences avec les quatre approches théoriques principales de la conscience sont clairement identifiables. En ce qui concerne les *théories d'ordre supérieur*, l'ATI partage l'accent mis sur les processus d'ordre inférieur (les mécanismes qui sous-tendent l'attention, la perception ; pas la conscience elle-même) et l'importance des structures non corticales du système nerveux, mais pas la localisation des méta-représentations dans les aires corticales antérieures. Contrairement aux *théories de l'espace de travail global*, l'ATI donne l'ascendant à l'inconscient et met en doute l'hégémonie du cortex antérieur ; l'idée de l'existence d'une centralisation des ressources de type « tableau

[65] Gainotti, G. (2021).

noir » est cependant partagée. L'ATI reconnaît le rôle central donné par les *théories de la réentrée et du traitement prédictif* à l'intéroception, l'expectation et la prédiction, mais là aussi, diverge par l'importance conférée à l'inconscient et l'implication d'une racine commune. Enfin, si ces deux dernières réserves s'appliquent également à la *théorie de l'information intégrée*, auxquelles il faut ajouter la mise en doute du rôle consubstantiel du cortex postérieur et, plus encore, la possibilité qu'envisage cette théorie qu'un système non biologique puisse accéder à la conscience[66], l'importance donnée à l'intégration de l'information est partagée par l'ATI.

Cette remarque préliminaire entendue, venons-en à une déduction radicale (dans tous les sens du terme). L'ATI transmet au conscient un produit linéaire et déterministe qui obéit indubitablement aux lois de la physique classique (celle de l'échelle macroscopique et de la description électromagnétique du cerveau-esprit). Mais l'ATI lui-même affiche au contraire une logique non linéaire (c'est-à-dire, *discrète*) et probabiliste, qui obéit ontologiquement à la physique des quantas. Or celle-ci s'applique exclusivement à l'échelle infinitésimale. Par conséquent, il est justifié d'appliquer à l'étude de l'esprit des alternatives au modèle standard de la physique des particules qui répondent de ces ordres de grandeur. Ceci nous ramène à la « poche satellite » de notre portefeuille d'idées : la théorie de la psychiagénie, celle-là même qui repose sur la théorie des cordes et qui considère qu'une modélisation de la perspective à la première personne est définitivement inatteignable. Cette piste hautement spéculative, consistant à intégrer l'hypothèse de l'avatar de travail à la théorie de la psychiagénie, conduirait à « situer » l'ATI dans la racine commune du cerveau et de l'esprit. Il en résulterait bien une « conséquence singulière », pour reprendre les termes de George Mashour, mais pas celle qu'il avançait – la psychiagénie (racine commune) envisagée comme la *conscience* exploratoire elle-même.

[66] Tononi, G. & Koch, C. (2015).

Non, ici la conscience demeure à sa place : c'est au contraire l'inconscient qui devient le moteur exploratoire. Et de cette introspection inconsciente naît, d'une part, la perspective anatomique et, d'autre part, la perspective subjective.

Ceci conduit notre perquisition des confins neuroscientifiques à une dernière interrogation – la plus importante, peut-être, de cette enquête en terre d'utopie : si des dysfonctionnements de l'avatar de travail existent, sont-ils de nature à élucider les situations cliniques inexpliquées ?

Dénouement utopique

La grande complexité des étiologies inhérentes aux entités cliniques rassemblées dans la maison Utopie nous a confrontés à des résultats aberrants, contradictoires et frustrants. La tentation est grande d'adopter une approche à la hussarde, d'en appeler à la duperie, ou à une fumeuse « psychosomatique ». Comme l'a cependant démontré le philosophe Edgar Morin, choisir de répondre à la complexité d'une problématique par le « paradigme de simplification » conduit immanquablement à l'élaboration d'une *mal-science*[67]. Il convient d'aborder toute question humaine de manière globale, et dans le cas qui nous intéresse, cesser de dissocier le corps de l'esprit – notre fil conducteur tout au long de ces pages ; l'essence de la physiosophie. Pas de corps sans esprit ; pas d'esprit sans corps. Il n'existe actuellement aucune définition consensuelle de la complexité en médecine[68]. Elle est toutefois envisagée comme une clinique où se côtoient multimorbidité, multiplication des interventions et complications psychosociales[69]. C'est le douloureux portrait des patients qui souffrent de symptômes médicaux inexpliqués.

Prenons l'exemple des troubles neurologiques fonctionnels. Il est admis que ces affections répandues sont d'origine multifactorielle, et notamment génétique. Des différences dans l'anatomie cérébrale ont été détectées chez les patients qui en souffrent, et la perte du contrôle volontaire a été

67 Morin, E. (2001).

68 Kaneko, H., Hanamoto, A., Yamamoto-Kataoka, S. *et al.* (2022).

69 Schaink, A.K., Kuluski, K., Lyons, R.F. *et al.* (2012).

mise en lien avec le développement d'un modèle anormal relatif au fonctionnement cérébral ou corporel[70]. Certains auteurs ont proposé qu'un problème de coordination interviendrait au niveau de la gestion des boucles de rétroaction du connectome cérébral, dont il résulterait une perception tronquée[71]. L'erreur de prédiction n'étant plus mise à jour avec précision, la dysfonction se perpétuerait, alimentant un véritable cercle vicieux. Enfin, l'erreur de discrétisation engendrerait la transmission à la conscience subjective d'un avatar tronqué du schéma corporel.

De manière générale, cette complexité requiert une approche transdisciplinaire, ce que démontre la nature multifactorielle des hypothèses étiologiques avancées pour les situations cliniques de la maison Utopie. Rassembler dans une classe qui leur soit propre les situations inexpliquées devrait faciliter les interactions entre champs de recherche qui n'ont pas l'habitude de se rencontrer. Il s'agit non seulement d'inciter des disciplines médicales distinctes à collaborer au sein d'une même clinique – comme c'est par exemple le cas en algologie ou dans l'obésité ; on parlerait ici d'une *clinique de l'utopique* –, mais plus largement d'y adjoindre nos connaissances issues d'autres domaines scientifiques, telles la robotique, la statistique, la théorie de l'information, la pensée évolutionniste, etc.

Attelons-nous à développer cette clinique de l'utopique autour du diagnostic des situations inexpliquées. Le cœur de notre raisonnement repose sur l'existence d'un avatar de travail inconscient. Nous savons que cet ATI connaît des avaries ; il commet fréquemment des bévues dans sa conduite virtuelle de l'organisme. Des arguments cliniques nous orientent donc vers une série de dysfonctionnements de l'ATI en tant qu'étiologie principale des symptômes médicaux inexpliqués. Il faut cependant les inscrire dans la toile

70 Hallett, M., Aybek, S., Dworetzky, B.A. *et al.* (2022).
71 Perez, D.L., Edwards, M.J., Nielsen, G. *et al.* (2021).

de complexité qui caractérise la Vie, et plus singulièrement, l'être humain. Sur le banc des accusés : l'évolution biologique, l'ATI, la double dialectique, le temps utopique et le veto conscient, que j'accuse chacun de tenir une part de responsabilité.

La part de l'évolution

Comme c'est le cas pour toutes les espèces qui peuplent notre planète, l'être humain est le résultat d'une sélection naturelle impitoyable. L'application de la théorie darwinienne à la compréhension de l'état de santé et de ses altérations constitue la médecine évolutionniste. C'est une discipline qui a émergé dans les années 1990, reposant sur l'idée générale que de nombreuses caractéristiques de l'organisme ont évolué pour résoudre des problèmes spécifiques à l'environnement ancestral, mais s'avèrent inadaptées aux conditions modernes. L'un des axiomes de la médecine évolutionniste est que bien des symptômes de maladies représentent en réalité des défenses utiles (l'exemple de la fièvre est le plus souvent cité), mais que celles-ci peuvent devenir pathologiques si elles dysfonctionnent. Un autre axiome avance que des changements évolutifs dans un trait qui améliorent la santé peuvent être liés à des changements dans d'autres traits qui la fragilisent.

L'Américain Randolph M. Nesse est l'un des représentants les plus respectés de la médecine évolutionniste et de sa branche mentale, la psychiatrie darwinienne. Dans un article récent[72], Nesse évoque le consensus selon lequel les émotions sont des états adaptatifs façonnés par la sélection naturelle. Il évoque en outre la métaphore du *détecteur de fumée* : les mécanismes de défense de l'organisme sont calibrés pour réagir de manière importante, même face à des risques relativement faibles. Ceci repose sur une logique

72 Nesse, R.M. (2023).

pragmatique : ne pas réagir face à une menace réelle peut s'avérer fatal, alors qu'une réponse excessive à un danger mineur est bien moins problématique. La psychiatrie évolutionniste offre ainsi une explication darwinienne à la prévalence exceptionnelle de l'anxiété et aux inconsistances de l'ATI. Il est important de souligner qu'une maladie (ou des symptômes inexpliqués) ne résulte pas d'une sélection darwinienne : cette dernière n'explique que la *vulnérabilité* à la maladie en question.

Un autre aspect de la théorie darwinienne énonce que la complexité de l'être humain, bien qu'elle soit source de grandes aptitudes et d'adaptabilité, expose aussi à des dysfonctionnements, ses multiples systèmes biologiques étant interconnectés. Ceci résulterait à la fois de conflits d'adaptation (tout avantage a son revers potentiel), de contraintes évolutives (des pressions sélectives ont favorisé certaines caractéristiques, au détriment d'autres) et du constat que l'évolution n'est pas un processus parfait. Ce formidable animal invasif qu'est l'humain paie son hégémonie par une fragilité excessive de son outil le plus acéré : son esprit.

Dans le même ordre idées, rappelons que nous sommes tous concernés par les situations cliniques inexpliquées. Tant leurs formes saines (effet placebo, sagesse des foules, etc.) que toxiques (troubles fonctionnels, effet nocebo, etc.) surviennent potentiellement chez tout un chacun, sans distinction de sexe, d'ethnie, d'âge ou de niveau socioculturel. En d'autres termes, nous pourrions tous être victimes de symptômes médicalement inexpliqués : c'est un mal universel. Ils ne doivent cependant pas être confondus avec une autre catégorie de plaintes très répandues qui encombrent les consultations de médecine générale : *les petits maux quotidiens*[73]. C'est ainsi que l'on nomme tout un aréopage de plaintes bénignes et transitoires, qui viennent régulièrement gripper la belle mécanique de l'organisme : maux de

[73] Paudyal, V., Watson, M.C., Sach, T. *et al.* (2013).

tête et douleurs musculosquelettiques, irritations digestives, fatigue, insomnie et autres congestions nasales. Ces symptômes n'ont rien d'utopique et passent comme ils sont venus – spontanément.

La part de l'ATI

Les processus inconscients de transformation et de prédiction qui caractérisent l'activité de l'avatar de travail connaissent des accidents. Liés à la vitesse de traitement de l'information et de prise de décision, ces accidents sont coutumiers. La plupart du temps, ils sont anodins et corrigés immédiatement : vous avez cru voir une silhouette dans la nuit de votre jardinet ? Non, personne. Votre tendre moitié a crié votre nom ? Non, vous avez dû mal entendre. Le coup inratable au mini-golf ? Zut ! vous avez frappé trop fort. Et cette foutue valise, toujours aussi vide... Il arrive cependant que l'accident soit si fréquent, *systématique*, qu'il altère profondément le fonctionnement de l'individu.

L'erreur de discrétisation est une transposition à la biologie d'une anomalie décrite en ingénierie. Elle relève d'un échantillonnage inadéquat des données sensorielles – par exemple, un échantillonnage non représentatif du message global, ou prenant la forme d'une répétition incessante de l'échantillon d'alarme initialement adéquat (comme dans le cas de la douleur), etc. Cette erreur concerne tous nos sens, mais l'intéroception est particulièrement impliquée. L'erreur de discrétisation est plausible dans toutes les catégories de la maison Utopie – forcément, me direz-vous : l'incompatibilité avec cette hypothèse constituait le critère d'exclusion n° 3 repris dans le Tableau I. Il ne s'agit pas d'une démonstration par l'absurde : si, pour les besoins de cet ouvrage, j'ai choisi de présenter les arguments dans cet ordre, c'est à l'inverse la mise en lumière de l'erreur de discrétisation dans les situations cliniques inexpliquées qui fut le moteur de la construction de cette catégorie nosologique originale. Une précision s'impose cependant dans le cas de la sagesse des foules : la preuve est ici indirecte. Une *erreur systématique* (c'est-à-dire, prédictible – contrairement à l'erreur aléatoire) peut être mise en évidence dans la sagesse des foules ; cette erreur émerge de la manière selon laquelle les neurones catégorisent l'information contenue dans les indices utilisés pour statuer[74]. Un processus de discrétisation peut être suspecté à cette étape, et en corollaire, son altération. Enfin, comme déjà évoqué, l'erreur de discrétisation pourrait également affecter le flux de conscience. Une manière audacieuse d'en mesurer les effets passerait par l'étude de l'entropie du connectome[75] (l'entropie est une mesure de la quantité d'énergie qui n'est pas utilisable et de la quantité d'information dans un système).

L'erreur de prédiction qui échoue dans son rôle de rectification est un concept plus répandu. Pour rappel, il fut proposé comme étiologie des troubles neurologiques fonctionnels, puis de l'ataxie cérébelleuse. Sous l'appellation « erreur de prédiction toxique », je propose de nouveau une généralisation de son champ d'application à l'ensemble des entités de la maison Utopie. Non seulement la prédiction (le choix de la commande motrice adéquate, de l'émotion pertinente, de la bonne coordination sensorielle, etc.) est erronée, mais son mécanisme de correction naturel – l'erreur de prédiction – ne joue pas son rôle, ce qui chronicise le fonctionnement corrompu. Tout se passe comme si l'ATI « devinait » mal ce qui devrait probablement survenir, et qu'en outre la correction de ses erreurs était elle-même non fiable, engendrant une sorte d'apprentissage perverti.

L'erreur de discrétisation et l'erreur de prédiction toxique – et peut-être d'*autres types de d'erreurs* dans la gestion de l'ATI, non encore identifiées – conduisent à la transmission au niveau conscient d'un avatar altéré de la représentation corporelle. Cette représentation est « altérée » car elle ne

74 Nash, U.W. (2014).

75 Dichio, V. & De Vico Fallani, F. (2023).

reflète pas la réalité : elle peut être trop optimiste ou trop pessimiste, mais jamais exacte. En conséquence, tantôt son impact est sain pour l'organisme (comme quand elle dynamise l'homéostasie et les fonctions de réparation avec un effet placebo), tantôt son impact est toxique (l'identification erronée d'une atteinte somatique, qui va s'auto-entretenir et engendrer la souffrance que l'on sait).

La part de la double dialectique

La double dialectique de l'esprit le mène à l'utopie. Pour utiliser une métaphore, l'esprit sous le joug de quatre instances gouvernantes (la raison consciente, l'émotion inconsciente, la raison inconsciente et l'émotion consciente), c'est le Berlin d'après-guerre occupé par les Alliés : des logiques différentes, des intérêts divergents ; des contradictions dans le commandement opérationnel.

Confrontés à des symptômes qu'ils ne comprennent guère, pas plus qu'ils ne sont capables d'expliquer, les patients sont désemparés lorsqu'ils constatent qu'une approche rationnelle ne peut rien à la condition qu'ils présentent. L'infirmière qui voit sa main trembler à chaque fois qu'elle s'apprête à réaliser une prise de sang, mais à aucun autre moment de la journée, a beau se répéter qu'elle a déjà pratiqué cet acte des milliers de fois sans problème et qu'elle n'a aucune raison de trembler – rien n'y fait. Dans ce cas de conversion, la réassurance rationnelle n'a aucune prise sur la problématique émotionnelle sous-jacente. Le jeune homme atteint du syndrome du côlon irritable peut surveiller tant qu'il le veut ses prises alimentaires, il ne pourra réprimer le besoin impérieux d'aller à la selle à l'heure de son premier rendez-vous amoureux. Une somatisation n'obéit pas aux lois de la diététique. Il en est de même face aux manifestations rocambolesques de l'effet nocebo, aux envoûtements de l'hypnose ou face, encore, aux mascarets des maladies psychogènes de masse – la raison consciente n'est pas à la manœuvre.

La logique utopique qui semble présider au devenir des situations cliniques inexpliquées traduit le chatoiement de la double dialectique. Tantôt la raison émotionne ; tantôt l'émotion raisonne. L'inconscient souvent bat la mesure. La psychanalyse freudienne et les autres théories psychodynamiques nous ont tourmentés de pensums sur les rouages de ce rapport de force permanent. Nous pourrions opter pour une autre approche, celle du concept d'*homéostasie*, que nous offre la physiologie.

L'homéostasie, cette capacité d'adaptation de l'organisme à l'environnement dans lequel il évolue, intervient en permanence pour rétablir l'état d'équilibre dès qu'il en est éloigné. C'est l'homéostasie qui est à l'œuvre lorsque nous grelottons de froid (ce qui produit de la chaleur), ou que notre cœur accélère son rythme pour corriger une tension artérielle trop basse, etc. L'idée originale vient du Français Claude Bernard, au XIXe siècle, mais le terme lui-même fut forgé par Walter Bradford Cannon[76] (à qui nous devons incidemment le premier article scientifique sur la mort vaudoue). L'objectif de l'homéostasie est de garantir la stabilité du *milieu intérieur*, gage de fonctionnement optimal pour le cerveau. Le mécanisme requiert l'implication de capteurs, susceptibles de transmettre l'information, par voies de stimulation ou d'inhibition médiées chimiquement.

Cette faculté d'adaptation, disais-je dans le premier chapitre, est peut-être la caractéristique la plus essentielle de la santé mentale. En d'autres termes, la double dialectique de l'esprit obéirait aux lois de l'homéostasie, en vue d'assurer un certain état d'équilibre de ces forces antagonistes, cet équilibre préservant la Vie. Lorsqu'elle ne remplit plus correctement son rôle, l'homéostasie pourrait-elle devenir la cause des formes toxiques des situations utopiques

[76] Cannon, W.B. (1932).

sur lesquelles nous enquêtons ? C'est ce que suggèrent par exemple des études sur les modèles animaux de l'autisme[77]. Le couple de neuroscientifiques portugais Antonio et Hanna Damasio estime, de plus, que le fait que les pensées d'un individu sont spontanément identifiées par celui-ci comme lui appartenant, et associées à son corps, résulte du flux continu de sensations homéostatiques[78]. La faim, la douleur, le bien-être ou le malaise, ainsi que la respiration ou la température corporelle, sont de telles sensations homéostatiques ; elles traduisent les processus de préservation de la Vie en pleine action. Les Damasio y voient une solution au problème corps-esprit, les sensations homéostatiques constituant la version « mentale » des processus corporels. Ces auteurs considèrent en effet qu'il s'agit là de l'origine du phénomène de conscience lui-même.

On conçoit aisément combien une désorganisation des processus d'homéostasie pourrait déstabiliser la balance des quatre composantes de la double dialectique. Dès lors que l'équilibre est rompu, l'ascendant donné à l'inconscient place la raison inconsciente en position dominante, avec tout ce que cela comporte de mise en alerte des sens et d'application de procédures de survie. Un cercle vicieux en émerge, alimenté par une émotion inconsciente tournée le plus souvent vers l'anxiété.

La part du temps utopique

Dans un article de revue fouillé, Olga Klamut et Simon Weissenberger (Université de New York à Prague) collationnent les multiples arguments en faveur d'un lien solide entre l'intéroception (les données sensorielles tournées vers le corps) et la perception consciente du temps[79]. Le cortex insulaire – la fameuse *insula* du cerveau – semble en outre

77 Lee, E., Lee, J., Kim, E. (2017).
78 Damasio, A. & Damasio, H. (2024).
79 Klamut, O. & Weissenberger, S. (2023).

anatomiquement corrélé avec ces deux sensations. Ces auteurs soulignent ainsi qu'il nous serait impossible de ressentir les signaux émanant de notre organisme sans une relation au moment présent. Ils ajoutent que nous avons tous un rapport différent au temps, que ce soit dans l'évaluation subjective du temps qui passe (la durée), ou l'orientation de nos pensées dans le temps (vers le passé, le présent ou le futur – la série « A » de McTaggart). Sans surprise, cette relation individuelle émane d'un processus non conscient.

Le temps utopique, dont nous avons vu qu'il caractérisait le rêve, et de manière plus large l'inconscient, est différent du temps subjectif de la conscience. Or le temps des situations classifiées dans la maison Utopie apparaît comme plus proche de celui du rêve que de celui de l'éveil. On y distingue les manifestations d'une temporalité atypique, avec des répétitions spontanées de perceptions obsolètes, des reproductions d'expériences passées (bonnes ou mauvaises) ou encore des durées perceptuelles déconnectées du réel. Ceci pourrait passer pour une irruption du fait onirique dans la conscience, sans qu'il soit identifié comme tel. Exprimé autrement, tout se passe comme si l'avatar de travail inconscient transmettait à la conscience un temps utopique, auquel il ne devrait jamais avoir accès, en dehors du souvenir fugace d'un rêve à la fin d'une nuit.

On retrouve ce biais temporel dans la gestion des mécanismes mnésiques, l'altération du souvenir à chaque évocation attestant possiblement de sa gestion par l'ATI, avant la transmission au conscient. L'ATI se comporterait alors comme un conservateur brouillon, traitant ses archives comme autant de palimpsestes. Ceci conduit au constat que des « distorsions temporelles rétrospectives » dans le souvenir sont directement influencées par l'attention portée aux perceptions corporelles : l'intéroception façonne bel et bien l'expérience du temps[80].

[80] Pollatos, O., Laubrock, J., Wittmann, M. (2014).

L'irruption du temps utopique dans la conscience porte sa part de responsabilité dans l'étiologie des situations cliniques inexpliquées. Klamut et Weissenberger accumulent les arguments qui vont en ce sens lorsqu'ils démontrent que des états intéroceptifs déréglés, et un déséquilibre de la perspective temporelle, sont des caractéristiques déterminantes de nombreux troubles mentaux. De plus en plus de *biomarqueurs* du stress (qu'ils soient neuroendocriniens, immunologiques, métaboliques ou cardiovasculaires) sont ainsi liés à la variable *temps* : « vivre dans » le passé, le présent ou le futur influence notre niveau de stress et affecte notre santé[81].

La part du véto conscient

L'étiologie des symptômes médicaux inexpliqués trouve son origine dans l'inconscient. La conscience n'est pour autant pas lavée de tout soupçon. Modélisé par Benjamin Libet, le mécanisme du veto conscient implique que, bien que certaines décisions soient initiées de manière inconsciente, la conscience a la capacité d'exercer un contrôle sur ces actions, par exemple en les inhibant. Le veto conscient peut aussi ne pas interférer.

Les choix d'un individu influent sur son devenir : toutes les actions et toutes les émotions ne surviennent pas de manière « automatique » (sauf à décider de se laisser mener par l'inconscient – à vos risques et périls). De nombreuses personnes ne sont pas à l'écoute de leur propre corps. D'autres, à l'inverse, se focalisent à l'excès sur le moindre désagrément. Ces deux attitudes opposées sont tout aussi toxiques pour la santé mentale.

Le concept de veto conscient soulève la question du libre arbitre. Une étude de l'Université Libre de Bruxelles a démontré que nous n'étions pas tous égaux en ce qui

81 Bourdon, O., Raymond, C., Marin, M.F. *et al.* (2020).

concerne cette « fenêtre de veto », durant laquelle nous avons la possibilité d'inhiber ou non une action[82]. Comparés aux personnes non impulsives, les individus impulsifs présentent ainsi un délai plus court entre l'intention d'agir et l'action proprement dite. Cette fenêtre de veto réduite a de plus été associée à certaines affections psychiatriques.

Nous avons la possibilité de moduler cette variable par des mesures d'hygiène de vie, de meilleure connaissance et de respect de notre propre corps. Le libre arbitre peut également se façonner par voie de raison consciente, au travers de la culture et d'un entraînement à la réflexion. Ceci devrait concourir à ce que de mauvaises dispositions n'accentuent inutilement certains penchants vers une souffrance auto-entretenue.

Ainsi l'explication des situations cliniques utopiques trouve-t-elle sa source dans un écheveau de causes hiérarchisées. En premier lieu vient l'évolution des espèces, qui a tout misé sur la préservation de la Vie. L'être humain a beau composer des *Symphonie n° 5 en ut mineur*, et rédiger des *Odyssée*, il n'en reste pas moins un animal. Son esprit particulièrement complexe l'expose à la fragilité des châteaux de cartes. L'évolution a sélectionné toute une série de mécanismes de pointe visant à la rapidité de prise de décision et d'action. L'avatar de travail inconscient est l'un de ces mécanismes. Œuvrant en amont de la subjectivité consciente, il arrive qu'il se fourvoie, par biais d'erreurs de discrétisation ou de prédiction toxique, et peut-être d'autres erreurs encore. Le devenir de ces égarements de l'ATI peut se révéler sain, mais la plupart du temps, il s'avère toxique au regard du maintien de la Vie. La double dialectique qui concourt à l'homéostasie de l'esprit relève bien de l'utopie. Elle connaît également des carences, dont émerge un déséquilibre qui dès lors s'auto-entretient. Le temps utopique appartient à

82 Caspar, E.A. & Cleeremans, A. (2015).

l'inconscient; son irruption dans la sphère consciente vient désorienter l'individu. Enfin, le veto conscient, qui traduit le libre arbitre dont tous nous jouissons, peut incliner au mésusage, et, perverti, valider trop souvent l'option de l'anxiété du sans objet.

Assortiment de cold case en crumble

Que diriez-vous de fêter le dénouement de cette enquête dans un cocktail dinatoire ? Dirigeons-nous sans tarder vers la somptueuse folie que fit bâtir Edgar Allan Poe sur la côte ouest de l'île d'Utopia. Smoking et robe de soirée. Tenez cette coupe, voulez-vous ? Voici la valse des valets en livrée, qui font briller leurs lourds plateaux d'argent – qu'avons-nous d'intéressant sur ces canapés ? Quelques énigmes supplémentaires ! J'y ai déjà goûté. Elles sont réputées tout aussi délicates qu'exotiques – mais leur trouverez-vous encore un parfum de mystère ? Voyons cela...

✦ *Du monisme neutre...*

Selon le philosophe britannique Andrew Woodfield (Université de Bristol), le « monisme neutre » serait le jeu d'esprit d'une époque révolue[83]. Woodfield termine par cette sentence une critique sans concession du concept élaboré par Bertrand Russell, le Prix Nobel de littérature 1950, que beaucoup considèrent comme d'un des penseurs les plus importants du XXe siècle. Le monisme, contrairement au dualisme, n'envisage l'existence que d'un seul principe à la réalité. Il existe donc deux types de monismes possibles : « tout est matière » (un point de vue matérialiste) ou « tout est esprit » (un point de vue idéaliste). Le monisme neutre est une solution proposée par Bertrand Russell au problème de l'irréductibilité de la subjectivité à la matière. Il peut être

83 Woodfield, A. (1990).

envisagé comme une sorte de *troisième voie*, un monisme qui ne serait ni matériel, ni spirituel – Russell explique[84] :

> La thèse qui me semble réconcilier la tendance matérialiste de la psychologie avec la tendance antimatérialiste de la physique est la thèse de William James et des nouveaux réalistes américains, selon laquelle le « tissu » du monde n'est ni mental ni matériel, mais est un « tissu neutre » à partir duquel tous deux sont construits[85].

Il existe ainsi une filiation avec les travaux du psychologue américain William James (1842-1910), mais aussi avec ceux du physicien austro-hongrois Ernst Mach (1836-1916), qui envisageait un parallélisme entre psyché et soma. Plus loin dans le temps, il faut citer le rationaliste Gottfried Wilhelm Leibniz (1646-1716) ; plus en amont encore, tout nous ramène au grand Baruch Spinoza – celui-là même qui envisageait une racine commune au cerveau et à l'esprit. Le monisme russellien, bien qu'il cherchât à unifier la physique et la psychologie, était entaché de plusieurs faiblesses fatales. Dans son article, Andrew Woodfield les passe en revue, mais accorde au célèbre logicien qu'un évènement peut effectivement être qualifié de *physique* quand on le classe d'une certaine manière, et de *mental* quand on classe d'une autre manière. La tentation est grande d'inscrire la psychiagénie, cette racine commune obéissant aux lois de la physique des cordes, dans la mouvance du monisme neutre. Mais il s'agirait alors d'une forme de neutralité différente de la conception due à Bertrand Russell : la racine commune au cerveau et à l'esprit n'est en effet ni de la nature du cerveau, ni de celle de l'esprit ; bien que matérielle et précurseure de celles-ci, elle dénote d'une « matière » obéissant à une autre physique. Il existe en effet une *manière ordinaire*,

84 Russell, B. (1921).

85 Traduit de l'anglais par Claudine Engel-Tiercelin, et cité par Woodfield, A. (1990).

celle dont nous sommes faits – à tout le moins, notre corps – et d'autres formes de matière dont, gageons-le, une *matière à penser*. Enfin, la théorie de la psychiagénie envisage la physique des cordes comme candidate idéale pour modéliser les fondements de la racine commune : c'est peut-être le cas, ou ce peut être le fait d'une alternative théorique, présente ou à venir.

✦ *De l'anesthésie...*

L'inconscient ne dort jamais. N'est-ce pas sa principale caractéristique ? Des processus de transformation et de prédiction ont en effet lieu durant l'éveil, en prémices à la conscience subjective, et durant le sommeil, seul l'inconscient est aux commandes – exception faite des rares périodes de *rêve lucide* chez une minorité d'individus (alors même, les deux instances se côtoient : l'inconscient est toujours là). Mais que se passe-t-il pour l'inconscient durant l'anesthésie générale ?

Dans l'état actuel de nos connaissances, il est admis que le sommeil et l'anesthésie générale partagent un grand nombre de caractéristiques : la perte de conscience, l'immobilité, l'inhibition sensorielle et l'amnésie[86]. Plus précisément, le sujet sous anesthésie générale peut être qualifié de *non-répondant*, ou non éveillable, ce qui doit être distingué de l'état d'inconscience[87]. Tout comme dans le rêve lucide, en effet, un certain pourcentage de personnes anesthésiées sont capables de répondre à des stimuli – c'est plutôt l'apanage des sédations légères, il est vrai.

L'équipe de Rina Zelmann, neurologue au *Massachusetts General Hospital* de Boston, a comparé les régions du cerveau impliquées dans l'état de veille, de sommeil (autrement dit, l'inconscience éveillable) et l'anesthésie profonde induite par administration de propofol (l'inconscience non

[86] Vertes, R.P. & Linley, S.B. (2021).
[87] Sanders, R.D., Tononi, G., Laureys, S. *et al.* (2012).

éveillable)[88]. Il en ressort que durant le sommeil, la réduction d'activité cérébrale est globale, et assez bien distribuée dans toutes les zones de l'encéphale. Durant l'anesthésie profonde, cependant, la région préfrontale est bien plus affectée et semble déconnectée du reste du cerveau.

Au cours d'une procédure d'anesthésie, le patient ne passe pas brutalement de l'éveil à cet état « comateux » : il traverse une série d'étapes, qui ont été proposées comme autant de modèles contribuant à l'exploration de l'esprit[89]. Le rêve est ainsi possible durant l'anesthésie – cette donnée est fondamentale, car elle signe la persistance du fonctionnement inconscient malgré la sédation chimique profonde. Des arguments expérimentaux sont de plus en faveur de la poursuite d'une activité de gestion des données sensorielles, malgré la déconnection complète de la conscience subjective.

Tout se passe comme si l'inconscient était hors d'atteinte de l'anesthésie générale. Et ceci constitue selon moi un argument en faveur des théories de la racine commune. Enfin, l'anesthésie n'est pas un processus réversible exempt de danger : il peut en résulter d'importantes perturbations cognitives et comportementales, qui plus est durables[90]. Le plus fréquent est le *delirium*, ou « état confusionnel aigu » ; une situation où l'individu perd tout repère dans le temps et l'espace, et qui peut s'accompagner d'hallucinations et d'idées délirantes. Bien que ces *symptômes* appartiennent au champ de la médecine mentale, il ne s'agit pourtant pas d'une *affection* psychiatrique. On peut y voir un déséquilibre iatrogène de la double dialectique, où le filtre conscient a disparu. En conséquence, l'anesthésie générale doit être réservée aux situations pour lesquelles il n'existe aucune alternative.

88 Zelmann, R., Paulk, A.C., Tian, F. *et al.* (2023).
89 Montupil, J., Cardone, P., Staquet, C. *et al.* (2023).
90 Vutskits, L. & Xie, Z. (2016).

✦ *De l'inconscience des souris chauves...*

La question de la conscience animale est un sujet qui n'a que récemment acquis ses lettres de noblesse. La *Déclaration de Cambridge*, un manifeste en faveur de sa reconnaissance, date du 7 juillet 2012. Elle fut signée, précise son frontispice, « par un groupe international de chercheurs éminents en neurosciences cognitives, neuropharmacologie, neurophysiologie, neuroanatomie et neurosciences computationnelles, réuni à l'Université de Cambridge pour réévaluer les substrats neurobiologiques de l'expérience consciente et ses comportements associés chez les animaux humains et non humains[91]. » On a reproché aux signataires, bien que distingués, de n'être pas des spécialistes du domaine.

La *Déclaration de New York sur la conscience animale*, douze ans plus tard, corrige le tir. Signée le 19 avril 2024 par plusieurs centaines d'experts, elle affirme les trois points suivants :

> *Primo* – il existe des arguments scientifiques solides attribuant une expérience consciente à d'autres mammifères que l'humain, et à des oiseaux.
>
> *Secundo* – les preuves empiriques indiquent que l'expérience consciente est à tout le moins crédible chez l'ensemble des vertébrés (y compris les reptiles, les amphibiens et les poissons) et de nombreux invertébrés (y compris, au minimum, les mollusques céphalopodes, les crustacés décapodes et les insectes).
>
> *Tertio* – lorsqu'il existe une possibilité crédible qu'un animal soit doté de conscience, il est irresponsable d'ignorer cette possibilité dans les décisions affectant cet animal. Nous devrions prendre en compte les risques pour son bien-être, et utiliser les arguments scientifiques pour orienter nos réponses face à ces risques[92].

91 Low, P. (2012) [Traduction de l'auteur].
92 Andrews, K., Birch, J., Sebo, J. *et al.* (2024) [Traduction de l'auteur].

Quiconque partage son existence avec un chat abondera en ce sens. À l'autre bout de la courbe de Gauss de notre cohabitation avec le monde animal, les pratiques d'abattage sans étourdissement destinées à l'alimentation ne peuvent que révolter. Une équipe britannique s'est penchée plus avant sur les variations dans le règne animal du « niveau de perfectionnement de la conscience »[93]. Ces chercheurs proposent un cadre conceptuel original, qui distingue cinq dimensions-clés allant de l'importance du niveau de la richesse perceptuelle à la conscience d'exister. Cet abord permet d'éviter l'écueil d'une sorte d'« échelle de la conscience », et la hiérarchisation des espèces est remplacée par l'élaboration d'un profil distinctif, propre à chacune d'entre elles. Il ne serait ainsi plus question d'estimer que les corvidés seraient plus ou moins conscients que les céphalopodes, telle la pieuvre commune, mais plutôt de reconnaître à chacun des forces et des faiblesses, dans une sorte de *carte d'identité cognitive*.

Un consensus d'experts sur l'existence d'une conscience animale ne clôt cependant pas le débat. S'il s'agit bien d'un acquis de la sélection naturelle, les processus inconscients complexes que nous avons décrits chez l'humain prévalent aussi chez les autres espèces. Ceci reste naturellement à démonter. L'équipe britannique que je viens de citer s'interroge par exemple sur la présence de l'illusion de continuité perceptuelle chez l'animal. Il faudra pour cela concevoir de nouvelles expériences scientifiques – la plus commune, le *test du miroir*, imaginé par Gordon G. Gallup Jr dans le but d'évaluer la capacité d'une espèce à se reconnaître[94], remonte à la fin des années 1960, ce qui est somme toute très récent.

L'hypothèse de l'avatar de travail inconscient implique nécessairement l'existence d'une raison inconsciente chez

93 Birch, J., Schnell, A.K., Clayton, N.S. (2020).
94 Gallup, G.G., Jr. (1968).

d'autres animaux que l'humain. L'obsession pour la préservation de la Vie, qui a sélectionné les processus de discrétisation et de prédiction, ne nous est pas propre. Et s'il n'est pas d'esprit sans corps, il n'est pas de conscience sans inconscient.

✦ *Des artifices de l'intelligence...*

Si les animaux sont plus que probablement dotés d'un inconscient, cela ne sera jamais le cas des robots. Pour être plus précis : ce ne sera jamais le cas de *l'intelligence artificielle*. Contrairement à ce qu'avance mon confrère psychiatre Giulio Tononi dans sa théorie de l'information intégrée, la conscience n'est pas qu'une affaire de gestion de données. Elle est indissociable d'une corporéité biologique, toutes deux émanant d'une racine commune.

L'utilisation de l'intelligence artificielle se généralise ; elle progresse dans tous les domaines de la société. Cette tendance n'est pas problématique en soi. En médecine, par exemple, comme le rappelle Bjørn Hofmann depuis l'Université d'Oslo, des algorithmes sont utilisés depuis des siècles (les aphorismes hippocratiques en sont une forme primitive, tout comme les bons vieux *arbres décisionnels*), et ils analysent les tracés électrocardiographiques ou les images des scanners et résonances magnétiques depuis des décennies[95]. L'IA est un merveilleux outil – à condition de l'utiliser comme tel : lorsque c'est indiqué, que cela apporte une plus-value et en évitant rigoureusement de s'en remettre à elle aveuglément.

L'IA s'emploie sous le contrôle de la raison consciente, ou ne s'utilise pas. Elle ne doit pas nous empêcher de penser. C'est pourtant le risque principal qu'il y aurait à redouter de son implémentation dans tout support écrit informatisé : textes en ligne sur le Net, fichiers « PDF » (*Portable*

[95] Hofmann, B. (2024).

Document Format), courriels et autres minimessages qui s'accumulent sur les miroirs qui éclairent nos poches. On nous propose à chaque instant de résumer un contenu, de traduire un rapport dans la langue qui nous agrée ; on nous avance une réponse toute faite à un message, un synonyme à nos répétitions. Cela ne rend pas service au citoyen lambda : qui utilise la fonction d'assistance au stationnement automatisé de son véhicule est condamné tôt ou tard à rater tous ses créneaux. Cela ne rend pas plus service aux grands esprits du XXIe siècle : le vocabulaire maîtrisé par le lecteur moyen fond plus rapidement que la banquise en Antarctique ; la pensée complexe devient inaccessible. La Terre risque de devenir de plus en plus plate. Il faudra désormais se contenter du lectorat d'un Montaigne – de son vivant.

L'IA n'est de plus pas épargnée par l'erreur, dont la gradation va du subtil au grossier. Le plus inquiétant est qu'elle est sujette à des confabulations, des réponses inventées de toutes pièces que l'IA présente comme véritables. Ce phénomène est fréquemment qualifié d'« hallucination », bien qu'il ne s'agisse pas d'une perception sans objet, comme chez l'humain, mais d'une affirmation fantaisiste. Celle-ci peut s'avérer extrêmement détaillée. Il m'est personnellement arrivé de rechercher les références d'articles scientifiques à l'aide de ChatGPT et d'obtenir une demi-douzaine d'exemples, d'apparence parfaite (nom des auteurs, titre, nom de la revue, volume, pages et année), mais après vérification, ni ces articles, ni ces journaux n'avaient jamais existé… Des mésaventures similaires ont été documentées[96]. Dans le domaine du droit, ChatGPT a également provoqué la perte d'un procès parce que des avocats avaient produit des cas de jurisprudence « hallucinatoires ». L'intelligence artificielle serait-elle sujette à l'utopie ?

Ces travers ne font pas la promotion d'une hybridation entre le cerveau et un matériel électronique, telle que le pro-

[96] Alkaissi, H. & McFarlane, S.I. (2023).

jet *Neuralink* le préconise. Un premier cas d'implant cérébral chez l'humain a été réalisé en 2024[97], rapidement suivi d'un deuxième. Le transhumanisme est sur des rails. Ce programme d'amélioration du corps humain par voie de technologie n'est pourtant pas sans périls. Je pense qu'il peut mener à un déni du corps, ou à son exact inverse : l'hypercontrôle des paramètres vitaux[98]. Dans le premier cas, l'individu se déresponsabilise totalement, se fiant à la seule technologie – ceci a été observé avec les implants contraceptifs, ou à l'arrivée du GPS dans les véhicules, certains conducteurs poursuivant obstinément une route qui manifestement n'existait plus… L'hypercontrôle s'observe déjà chez certains diabétiques, à qui l'on a implanté en sous-cutané les nouveaux capteurs de glycémie en continu et qui consultent en permanence leur smartphone pour en connaître la valeur. On observe ainsi le développement de troubles anxieux, de type obsessionnel ou hypochondriaque, voire une forme d'assuétude. On peut ainsi craindre une sorte de rigidification du fonctionnement de l'individu, visant la « perfection de ses paramètres ». Le projet du transhumanisme d'accroître les capacités intellectuelles et les performances physiques devrait aussi conduire à une exacerbation des tendances narcissiques.

La multiplication des intelligences artificielles dans l'ensemble des outils que nous utilisons, censée faciliter notre compréhension et alléger notre charge de travail, engendre par ailleurs un effet pervers. Il s'agit de l'émergence d'une véritable anti-utopie, où des milliards de *mini-numériarques* penseront à notre place. Loin d'améliorer nos performances, la généralisation des intelligences artificielles fait le lit de l'omégalyse, cet affaiblissement des capacités cognitives de l'espèce humaine. L'industrie des nouvelles technologies ne fera rien pour ralentir cette évolution – c'est une question d'argent. Consommant toujours plus d'énergie, l'IA met en

97 Drew, L. (2024).
98 Godfroid, I.O. (2020).

péril l'équilibre des ressources de notre planète ; le dérèglement climatique est l'une de ses conséquences qui nous conduit à une situation de non-retour – et ça, c'est une question de temps.

Enfin, revenons à l'une des composantes de la maison Utopie, d'apparence anecdotique lors de sa description en 1966, mais, de nos jours, incontournable tant elle se généralise : l'effet ELIZA. Comme nous le savons, l'avatar de travail inconscient est facilement mystifié. Il cherche à donner un sens – à tout prix, serait-on tenté d'ajouter – à toute donnée sensorielle qu'il juge d'intérêt. C'est ce qui nous conduit à interpréter la forme des nuages en termes de silhouettes animales ou de visages humains, et ce qui nous fait entendre un mot ou un nom là où il n'y avait qu'un bruit. Ce phénomène physiologique risque de devenir la norme avec l'omniprésence annoncée des agents conversationnels, et de sain (cette interprétation forcenée est une fois de plus liée à la survie), il se fera toxique. La sélection darwinienne n'avait pas prévu que l'ATI aurait maille à partir avec l'intelligence artificielle. Aisément médusé, il l'est plus facilement encore par l'interaction avec une IA qu'il a naturellement tendance à embrasser – et que dire si l'interaction est avancée au sein même du cerveau, par voie d'hybridation ? Le risque central est selon moi celui d'un déséquilibre de la double dialectique. L'intelligence artificielle pourrait bien laisser l'utopie prendre trop de place. Elle en a tous les moyens, du simple effet ELIZA à l'expérience immersive d'un univers virtuel.

Ainsi la généralisation de l'IA conduit-elle l'espèce humaine sur un sentier vertigineux, entre la falaise du surcontrôle et le précipice d'un découplage d'avec la corporéité. Les conséquences en sont redoutables. Les symptômes médicaux inexpliqués verront leur émergence favorisée. La conscience perdra l'ascendant de la raison. L'inconscient laissera l'utopie exhausser sa maison.

Conclusion

Dans sa préface au *Meilleur des modes*, Aldous Huxley confie que s'il devait réécrire son œuvre, il offrirait à son personnage central – le « Sauvage » – une nouvelle possibilité : celle d'une existence *saine d'esprit*. Ce serait là son monde idéal ; nous pouvons en conséquence trancher en faveur de la nature utopique (et non anti-utopique) de la dystopie d'Huxley. L'écrivain britannique se garde toutefois bien de préciser ce qu'il entend par une « existence saine d'esprit », mais nul ne songerait à le lui reprocher à l'issue de notre voyage en contrée *morienne*. L'utopie est cet idéal inaccessible, en permanent équilibre sur le fil du paradoxe. Cet équilibre est subversif car il se moque de l'ordre établi, tout comme la santé mentale se joue des neurosciences et les symptômes médicaux inexpliqués du médecin.

L'édification de la maison Utopie est une tentative de conférer un sens à ce qui en est dépourvu : les situations cliniques énigmatiques. Cette absence de logique a valu à ces conditions d'être la plupart du temps négligées, souvent niées ; rarement considérées. Ce manque de cohérence n'est pourtant qu'apparent. Il s'agit avant tout d'une *incompatibilité* avec la doxa du modèle plébiscité. Ce dernier s'est construit de manière empirique et, fragile – comme tout objet scientifique –, ne pouvait se permettre d'être mis en défaut par un phénomène qu'il était incapable d'expliquer. Mais les colosses aux pieds d'argile, tout merveilleux qu'ils soient, sont érigés pour s'effondrer.

La maison Utopie porte un plaidoyer en faveur d'un décloisonnement de la médecine, et au-delà, de la science. Saines ou toxiques, individuelles ou collectives, les entités qui la constituent démontrent par leur histoire et leur physiopathologie que l'ultra-spécialisation de la médecine connaît des limites. L'hyper-focalisation présente certes des avantages, telles une maîtrise accrue du domaine couvert et une expertise des entités rares par accumulation des cas rencontrés, mais ce qu'elle gagne en précision, elle le perd en perspective. L'étude des entités utopiques appelle un éloge de la complexité, l'émergence d'une *science systémique* où la physique côtoie l'éthologie ; l'informatique, la médecine, etc. – un processus entamé avec la physiosophie.

L'avatar de travail inconscient est un formidable outil de transformation et de prédiction, dont nous a doté l'évolution pour accroître nos chances de préserver la Vie. Il nous permet de traiter plus rapidement les données sensorielles liées à notre environnement, et d'agir avec grande vivacité. L'ATI connaît des dysfonctions dont les plus courantes sont l'erreur de discrétisation et l'erreur de prédiction toxique. La plupart du temps, elles restent sans conséquence, mais il arrive que ces dysfonctions initient un cercle vicieux dont la médecine a beaucoup de mal à enrayer les engrenages.

Il ne faudrait pas oublier que derrière chaque symptôme inexpliqué se cache un être humain qui souffre (à tout le moins, dans les cas toxiques). Par absence d'un intérêt suffisant, les techniques de diagnostic et les prises en charge thérapeutiques font la plupart du temps défaut. La fréquence de ces troubles est si importante, et le risque qu'elle s'accroisse potentiellement si grand, que cette situation doit changer. Il existe bien une *cause* à ces tableaux cliniques déconcertants, et cette cause n'a rien de « psychogène » : elle s'inscrit dans la chair avec le même stylet que l'infarctus du myocarde. Pour les formes les plus courantes, telles que les troubles neurologiques fonctionnels, des évolutions de mentalité encourageantes font heureusement surface.

Ces pistes thérapeutiques mériteraient à elles seules un ouvrage.

L'utopie est un lieu qui n'existe pas ; finalement, c'est une assez bonne définition de l'esprit. Il n'est pas de lieu de l'esprit. Il n'est pas de lieu de la conscience. Il n'est pas de lieu de l'inconscient. *Il n'est pas de lieu de la Vie*. Au même titre que le cerveau, dont il est indissociable, l'esprit est une entité physique dont l'interaction avec la réalité s'inscrit dans un double rapport dialectique. L'homéostasie de ce dernier est complexe et largement contre-intuitive. Tout aussi contre-intuitive que l'observation suivante : conscience et inconscient sont tous deux dotés de raison et d'émotion. Ces quatre visages de l'esprit se dévoilent tour à tour, tant durant la période d'éveil que durant le sommeil. Il arrive même qu'ils se confondent. Tout nous conduit enfin à attribuer à l'inconscient un rôle prépondérant dans notre rapport au monde. Il arrive que l'utopie se cache là où ne l'attendait pas.

La conscience règne, mais ne gouverne pas.

Remerciements

Je remercie chaleureusement la professeure Anne Staquet, dont l'invitation à présenter une leçon sur le thème « La santé mentale comme utopie » (dans le cadre du *Certificat Inter-Universités en Philosophies de la santé mentale*, organisé conjointement par l'Université de Mons et l'Université Libre de Bruxelles), attira mon attention sur l'extraordinaire potentiel du concept d'utopie. Si elle m'inocula ce virus « morien », Anne Staquet n'est en rien responsable de la mutation qui s'ensuivit.

Je remercie confraternellement le professeur Jean Jacquy et le professeur Mario Manto (service de neurologie du CHU de Charleroi-Chimay) pour leur invitation à présenter plusieurs séminaires, décisifs dans mon processus de conceptualisation de l'ATI. Le dernier fut d'ailleurs éponyme. Avant cela, un séminaire sur les troubles neurologiques fonctionnels, dans leur service, et un autre sur la maison Utopie, dans mon propre service, la psychiatrie, étaient venus compléter mon intervention pour le CIU, l'ensemble constituant un triptyque sur l'utopie. Ce livre en est l'aboutissement.

Bibliographie

Introduction

Godfroid, I.O., *Placebo I. L'effet placebo : une gifle à la science ?* Annales Médico-Psychologiques **155** : 436-443, 1997.

Jadhakhan, F., Romeu, D., Lindner, O. *et al.*, *Prevalence of medically unexplained symptoms in adults who are high users of healthcare services and magnitude of associated costs : a systematic review.* British medical journal Open **12** : e059971, 2022. DOI : 10.1136/bmjopen-2021-059971.

Chapitre I. Historique

Charlier, Y., *Érasme et l'amitié. D'après sa correspondance*, Liège, Presses Universitaires de Liège, 1977. ISBN : 978-2251662190.

Cottret, B., *Thomas More. La face cachée des Tudors*, Paris, Tallandier, 2012. ISBN : 978-2847348033.

Delcourt, M., *L'amitié d'Érasme et de More entre 1520 et 1535.* Bulletin de l'Association Guillaume Budé **50** : 7-29, 1936.

Érasme, *Éloge de la folie*, Paris, Éditions Garnier-Flammarion, 1964. ISBN : 978-2081390720. [Édition originale – Erasmus, D. : *Stultitiæ laus*. Paris : Gilles de Gourmont, 1511.]

More, T., *L'Utopie ou Le Traité de la meilleure forme de gouvernement*, Genève, Librairie Droz, 1983. ISBN : 978-2600042659. [Édition originale – More, T : *Libellus vere aureus nec minus salutaris quam festivus de Optimo reip. statu deque nova insula Utopia, authore clarissimo viro*

Thoma Moro, inclytae civitatis Londinensis cive et vicecomite, cura M. Petri Aegidii Antverpiensis et arte Theodorici Martini Alustensis, typographi almae Lovaniensium Academiae nunc primum accuratissime editus, Louvain, Dirk Martens, 1516.]

Rey, A. (dir.), *Dictionnaire historique de la langue française*, Paris, Dictionnaire Le Robert, 2022. ISBN 978-2321016502.

Staquet, A., *L'Utopie ou les fictions subversives*, Zurich/Québec, Éditions du Grand-Midi, 2003. ISBN : 978-2880931193.

Psycho-utopie

1. La piste subjective

Bertolote, J.M., *The roots of the concept of mental health.* World Psychiatry **7** : 113-6, 2008. DOI : 10.1002/j.2051-5545.2008.tb00172.x.

Canguilhem, G., *La Santé, concept vulgaire et question philosophique*, Pin-Balma, Sables, 1990. ISBN 978-2907530347.

Chalmers, D., *Facing up to the problem of consciousness.* Journal of Consciousness Studies **2** : 200–219, 1995.

Davies, K.J., *Adaptive homeostasis.* Molecular aspects of medicine **49** : 1-7, 2016. DOI : 10.1016/j.mam.2016.04.007.

Doron, C.-O., *L'émergence du concept de « santé mentale » dans les années 1940-1960 : genèse d'une psycho-politique.* Pratiques en santé mentale **61** : 3-16, 2015. DOI : 10.3917/psm.151.0003.

Erikson, E.H., *Childhood and society*, New York, W.W. Norton, 1950. OCLC : 935364291

Godfroid, I.O., *La santé mentale*, in *Pacte de contrition, Essai sur la folie*, Charleroi, Socrate Édition Promarex, 2005, pp. 32-40. ISBN : 978-2930394060.

Godfroid, I.O., *Leçon sur la santé mentale comme utopie*. (2023) [Exposé du 7 octobre 2023, dans le cadre du *Certificat Inter-Universités en Philosophies de la santé mentale*, UMons-ULB]. DOI : 10.13140/RG.2.2.24545.48482.

Kitchener, P.D. & Hales, C.G., *What Neuroscientists Think, and Don't Think, About Consciousness*. Frontiers in human neuroscience **16 :** 767612, 2022. DOI : 10.3389/fnhum.2022.767612.

Kornreich, C., *Que connait-on vraiment en psychiatrie ? Le normal et l'anormal*. Revue Médicale de Bruxelles **43** : 20-31, 2022. DOI : 10.30637/2022.21-073.

McGrath, J.J., Al-Hamzawi, A., Alonso, J. *et al.*, *Age of onset and cumulative risk of mental disorders : a cross-national analysis of population surveys from 29 countries*. Lancet Psychiatry : S2215-0366(23)00193-1, 2023. DOI : 10.1016/S2215-0366(23)00193-1.

Menninger, W.C., *A psychiatrist for a troubled world : selected papers of William C. Menninger, M.D*, New York, Viking Press, 1967. OCLC : 480583.

Nagel, T., *What Is It Like to Be a Bat ?* The Philosophical Review **83** : 435–450, 1974. doi : 10.2307/2183914.

Organisation Mondiale de la santé, *Préambule à la Constitution de l'Organisation mondiale de la Santé, tel qu'adopté par la Conférence internationale sur la Santé, New York, 19 juin -22 juillet 1946 ; signé le 22 juillet 1946 par les représentants de 61 États*. Actes officiels de l'Organisation mondiale de la Santé, n° 2, 1946, p. 100.

Organisation Mondiale de la Santé, *Investir dans la santé mentale*, Genève, Organisation mondiale de la Santé, 2004, p. 7.

Rey, A. (dir.), *Dictionnaire historique de la langue française*, Paris, Dictionnaire Le Robert, 2022. ISBN 978-2321016502.

Schaefer, J.D., Caspi, A., Belsky, D.W. *et al.*, *Enduring mental health : Prevalence and prediction*. Journal of abnormal psychology **126** : 212-224, 2017. DOI : 10.1037/abn0000232.

Vaillant, G.E., *Positive mental health : is there a cross-cultural definition ?* World Psychiatry **11** : 93-9, 2012. DOI : 10.1016/j.wpsyc.2012.05.006.

Wren-Lewis, S. & Alexandrova, A., *Mental Health Without Well-being*. The Journal of medicine and philosophy **46** : 684-703, 2021. DOI : 10.1093/jmp/jhab032.

2. La piste objective

Anstis, S., *Visual filling-in*. Current biology **20** : R664-6, 2010. DOI : 10.1016/j.cub.2010.06.029.

Barrett, L.F. & Simmons, W.K., *Interoceptive predictions in the brain*. Nature reviews Neuroscience **16** : 419-29, 2015. DOI : 10.1038/nrn3950.

Bellier, L., Llorens, A., Marciano, D. *et al.*, *Music can be reconstructed from human auditory cortex activity using nonlinear decoding models*. Public Library of Science biology **21** : e3002176, 2023. DOI : 10.1371/journal.pbio.3002176.

Bottemanne, H., Longuet, Y. & Gauld, C., *L'esprit prédictif : introduction à la théorie du cerveau bayésien*. Encéphale **48** : 436-444, 2022. DOI : 10.1016/j.encep.2021.09.011.

Botvinick, M. & Cohen, J., *Rubber hands 'feel' touch that eyes see*. Nature **391** : 756, 1998. DOI : 10.1038/35784.

Coltheart, M., *Iconic memory and visible persistence*. Perception and psychophysics **27** : 183-228, 1980. DOI : 10.3758/bf03204258.

Dikeçligil, G.N., Yang, A.I., Sanghani, N. *et al.*, *Odor representations from the two nostrils are temporally segregated in human piriform cortex*. Current Biology **33** : 5275-5287.e5, 2023. DOI : 10.1016/j.cub.2023.10.021.

Gauthier, C.J. & Fan, A.P., *BOLD signal physiology : Models and applications*. Neuroimage **187** : 116-127, 2019. DOI : 10.1016/j.neuroimage.2018.03.018.

Godfroid, I.O., *Sur la piste du Félinconscient*, in *Réflexions sans miroir. 5000 aphorismes*, Amougies, Cactus Inébranlable éditions, 2022, pp. 293-332. ISBN : 978-2390490661.

Hohwy, J., Roepstorff, A. & Friston, K., *Predictive coding explains binocular rivalry : an epistemological review.* Cognition **108** : 687-701, 2008. DOI : 10.1016/j.cognition.2008.05.010.

Konkoly, K.R., Appel, K., Chabani, E. *et al.*, *Real-time dialogue between experimenters and dreamers during REM sleep*. Current biology **31** : 1417-1427.e6, 2021. DOI : 10.1016/j.cub.2021.01.026.

Komatsu, H., *The neural mechanisms of perceptual filling-in*. Nature reviews Neurocience **7** : 220-31, 2006. DOI : 10.1038/nrn1869.

Le Bihan, D., *L'Erreur d'Einstein. Aux confins du cerveau et du cosmos*, Paris, Odile Jacob, 2022. ISBN 978-2415000875.

Li, H., Luo, J., Lu, Y. *et al.*, *Asymmetrical color filling-in from the nasal to the temporal side of the blind spot.* Frontiers in human neuroscience **8** : 534, 2014. DOI : 10.3389/fnhum.2014.00534.

Loevenbruck, H., *Le mystère des voix intérieures*, Paris, Denoël, 2022. ISBN 978-2207164037.

Naccache, L., *Le Cinéma intérieur. Projection privée au cœur de la conscience*, Paris, Odile Jacob, 2020. ISBN : 978-2738153470.

Naccache, L., *Apologie de la discrétion. Comment faire partie du monde ?*, Paris, Odile Jacob, 2022. ISBN : 978-2415002770.

New, J.J. & Scholl, B.J., *Motion-induced blindness for dynamic targets : Further explorations of the perceptual scotoma hypothesis*. Journal of vision **18** : 24, 2018. DOI : 10.1167/18.9.24.

Purves, D., Paydarfar, J.A. & Andrews, T.J., *The wagon wheel illusion in movies and reality*. Proceedings of the National Academy of Sciences of the United States of America **93** : 3693-7, 1996. DOI : 10.1073/pnas.93.8.3693.

Ramachandran, V.S., Rogers-Ramachandran, D. & Cobb, S., *Touching the phantom limb*. Nature **377** : 489-90, 1995. DOI : 10.1038/377489a0.

Rosen, C., McCarthy-Jones, S., Chase, K.A. *et al.*, *The tangled roots of inner speech, voices and delusions*. Psychiatry Research **264** : 281-289, 2018. DOI : 10.1016/j.psychres.2018.04.022.

Sperling, G., *The information available in brief visual presentations*. Psychological Monographs : General and Applied **74** : 1–29, 1960. DOI : 10.1037/h0093759

Sporns, O., Tononi, G. & Kötter, R., *The human connectome : A structural description of the human brain*. PLoS computational biology **1** : e42, 2005. DOI : 10.1371/journal.pcbi.0010042.

Thirion, B., Duchesnay, E., Hubbard, E. *et al.*, *Inverse retinotopy : inferring the visual content of images from brain activation patterns*. Neuroimage **33** : 1104-16, 2006. DOI : 10.1016/j.neuroimage.2006.06.062.

Waters, F., Blom, J.D., Dang-Vu, T.T. *et al.*, *What Is the Link Between Hallucinations, Dreams, and Hypnagogic-Hypnopompic Experiences ?* Schizophrenia bulletin **42** : 1098-109, 2016. DOI : 10.1093/schbul/sbw076.

Watts, D.J. & Strogatz, S.H., *Collective dynamics of 'small-world' networks*. Nature **393** : 440-2, 1998. DOI : 10.1038/30918.

Wertheimer, M., *Experimentelle Studien über das Sehen von Bewegung*. Zeitschrift für Psychologie **61** : 161–265, 1912.

3. La piste littéraire

Bayne, T., Seth, A.K. & Massimini, M., *Are There Islands of Awareness ?* Trends in neurosciences **43** : 6-16, 2020. DOI : 10.1016/j.tins.2019.11.003.

Bussy, F., *L'utopie ou la nécessité des écarts entre l'idéal et la réalité*. Le Philosophoire **44** : 55-68, 2015. DOI : 10.3917/phoir.044.0055.

Campanella, T., *Civitas Solis. Idea reipublicae philosophicae*, Francfort-sur-le-Main, Gottfried Tambach, 1623.

Clarke, A.C., *Childhood's End*, New York, Ballantine Books, 1953.

Doron, C.-O., *L'émergence du concept de « santé mentale » dans les années 1940-1960 : genèse d'une psycho-politique.*

Pratiques en santé mentale **61** : 3-16, 2015. DOI : 10.3917/psm.151.0003.

Ekman, P. & Friesen, W.V., *Constants across cultures in the face and emotion*. Journal of Personality and Social Psychology **17** : 124–129, 1971. DOI : 10.1037/h0030377.

Federspiel, F., Mitchell, R., Asokan, A. *et al.*, *Threats by artificial intelligence to human health and human existence*. British Medical Journal Global Health **8** : e010435, 2023. DOI : 10.1136/bmjgh-2022-010435.

Foucault, M., *Folie et déraison. Histoire de la folie à l'âge classique*, Paris, Plon, 1961.

Fourneret, É., *The Hybridization of the Human with Brain Implants : The Neuralink Project*. Cambridge quarterly of healthcare ethics **29** : 668-672, 2020. DOI : 10.1017/S0963180120000419.

Gaillard, R., *Un coup de hache dans la tête. Folie et créativité*, Paris, Grasset, 2022. ISBN : 978-2246829577.

Gardner, E.A., McGrath, S.A., Dowling, D. *et al.*, *The Opioid Crisis : Prevalence and Markets of Opioids*. Forensic science review **34** : 43-70, 2022. PMID : 35105535.

Godfroid, I.O., *Dementia and the mind and brain problem*. The World Journal of Biological Psychiatry **3** : 60, 2002. DOI : 10.3109/15622970209150603.

Godfroid, I.O., *Du transhumanisme à la numériquarchie*, in *Réflexions sans miroir. 5000 aphorismes*, Amougies, Cactus Inébranlable éditions, 2022, pp. 211-251. ISBN : 978-2390490661.

Godfroid, I.O., *Prolégomènes à un essai sur les commencements*. (2023) [Prépublication]. DOI : 10.13140/RG.2.2.17733.83680.

Huxley, A., *Brave New World*, Londres, Chatto & Windus, 1932.

Keller, S., *What does mental health have to do with well-being ?* Bioethics **34** : 228-234, 2020. DOI : 10.1111/bioe.12702.

Kondirolli, F. & Sunder, N., *Mental health effects of education.* Health economics **31 (Suppl 2)** : 22-39, 2022. DOI : 10.1002/hec.4565.

Kornreich, C. & Aubin, H.J., *Religion et fonctionnement du cerveau (partie 2) : les religions jouent-elles un rôle favorable sur la santé mentale ?* Revue médicale de Bruxelles **33** : 87-96, 2012.

Lancaster, M.A., Renner, M., Martin, C.A. *et al.*, *Cerebral organoids model human brain development and microcephaly.* Nature **501** : 373-9, 2013. DOI : 10.1038/nature12517.

Lopez, A.J., Badger, C. & Kennedy, B.C., *Hemispherotomy for pediatric epilepsy : a systematic review and critical analysis.* Child's nervous system **37** : 2153-2161, 2021. DOI : 10.1007/s00381-021-05176-x.

Martin, N. (dir.), *La naissance du savoir. Dans la tête des grands scientifiques*, Paris, Éditions des Arènes, 2023. ISBN : 979-1037509154.

McNamee, M.J. & Edwards, S.D., *Transhumanism, medical technology and slippery slopes.* Journal of medical ethics **32** : 513-8, 2006. DOI : 10.1136/jme.2005.013789.

Orwell, G., *Nineteen Eighty-Four*, Londres, Secker & Warburg, 1949.

Pansera, F., *The Donne axiom : no human brain is an island. An unused way to look at the brain and to couple it to mind.* Acta biotheoretica **39** : 161-3, 1991. DOI : 10.1007/BF00046599.

Pascal, B., *Pensées, article III*, in *Œuvres complètes de Blaise Pascal, t. 1*, Paris, Hachette, 1871, pp. 254-264.

Ruiz, S., Ramos-Vergara, P., Concha, R. *et al.*, *Efectos negativos en la investigación y el quehacer médico en Chile de la Ley 20.584 y la Ley de Neuroderechos en discusión : la urgente necesidad de aprender de nuestros errores.* Revista médica de Chile **149** : 439-446, 2021. DOI : 10.4067/s0034-98872021000300439.

Schopenhauer, A., *Die Welt als Wille und Vorstellung*, Leipzig, F.A. Brockhaus, 1819.

Sperandei, S., Page, A., Spittal, M.J. *et al.*, *Low education and mental health among older adults : the mediating role of employment and income*. Social psychiatry and psychiatric epidemiology **58** : 823-831, 2023. DOI : 10.1007/s00127-021-02149-y.

Staquet, A., *L'Utopie ou les fictions subversives*, Zurich/Québec, Éditions du Grand-Midi, 2003. ISBN : 978-2880931193.

Szasz, T.S., *The manufacture of madness : A comparative study of the Inquisition and the Mental Health Movement*, New York, Harper & Row, 1970. ISBN : 978-0061319846.

Thuillier, J., *La folie. Histoire et dictionnaire*, Paris, Robert Laffont, 1996. ISBN : 978-2221064269.

Troy, A.S., Willroth, E.C., Shallcross, A.J. *et al.*, *Psychological Resilience : An Affect-Regulation Framework.* Annual review of psychology **74** : 547-576, 2023. DOI : 10.1146/annurev-psych-020122-041854.

Vrselja, Z., Daniele, S.G., Silbereis, J. *et al.*, *Restoration of brain circulation and cellular functions hours post-mortem*. Nature **568** : 336-343, 2019. DOI : 10.1038/s41586-019-1099-1.

Wren-Lewis, S. & Alexandrova, A., *Mental Health Without Well-being*. The Journal of medicine and philosophy **46** : 684-703, 2021. DOI : 10.1093/jmp/jhab032.

Zigmond, T., *Principled mental health law ?* International psychiatry **9** : 53-54, 2012. PMID : 31508121.

Double dialectique

Fonagy, P. & Target, M., *The place of psychodynamic theory in developmental psychopathology*. Development and psychopathology **12** : 407-25, 2000. DOI : 10.1017/s0954579400003084.

Godfroid, I.O., *The Unconscious Working Avatar. An Enquiry concerning the Double Dialectic Governing Our Relationship with the World.* (2024) [Exposé du 4 octobre 2024, dans le cadre des Séminaires du service de Neurologie du CHU de Charleroi-Chimay (ULB)]. DOI : 10.13140/RG.2.2.11711.11689.

Konkoly, K.R., Appel, K., Chabani, E. *et al.*, *Real-time dialogue between experimenters and dreamers during REM sleep.* Current biology **31** : 1417-1427.e6, 2021. DOI : 10.1016/j.cub.2021.01.026.

Melnyk, A., *Materialism*. Wiley interdisciplinary reviews Cognitive science **3** : 281-292, 2012. DOI : 10.1002/wcs.1174.

Rey, A. (dir.), *Dictionnaire historique de la langue française*, Paris, Dictionnaire Le Robert, 2022. ISBN 978-2321016502.

Virdee, T.S., *Beyond the standard model of particle physics.* Philosophical transactions Series A, Mathematical, physical, and engineering sciences **374** : 20150259, 2016. DOI : 10.1098/rsta.2015.0259.

Yankulova, J.K., Zacher, L.M., Velasquez, A.G. *et al.*, *Insuppressible cognitions in the reflexive imagery task : Insights and future directions.* Frontiers in psychology **13** : 957359, 2022. DOI : 10.3389/fpsyg.2022.957359.

Chapitre II. Nébulosité

Hallett, M., *Psychogenic movement disorders : a crisis for neurology*. Current Neurology and Neuroscience Reports **6** : 269-271, 2006. DOI : 10.1007/s11910-006-0015-x.

Godfroid, I.O., *La Maison Utopie. Effets placebo & nocebo, troubles fonctionnels, hypnose, intelligence collective, maladies psychogènes de masse et autres situations aux confins des neurosciences*. (2024) [Exposé du 7 mars 2024, dans le cadre des Séminaires du service de Psychiatrie du CHU de Charleroi-Chimay (ULB)]. DOI : 10.13140/RG.2.2.13460.31369.

Maison Utopie

Poe, E.A., *The Fall of the House of Usher*, in *Tales of the Grotesque and Arabesque*, Philadelphia, Lea & Blanchard, 1840.

1. Les clés de la maison Utopie

Bolis, D., Dumas, G. & Schilbach, L., *Interpersonal attunement in social interactions : from collective psychophysiology to inter-personalized psychiatry and beyond*. Philosophical transactions of the Royal Society of London Series B, Biological sciences **378** : 20210365, 2023. DOI : 10.1098/rstb.2021.0365.

Gaebel, W., Zielasek, J., *Focus on psychosis*. Dialogues in clinical neuroscience **17** : 9-18, 2015. DOI : 10.31887/DCNS.2015.17.1/wgaebel.

Gorman, W.F., *Defining malingering*. Journal of forensic sciences **27** : 401-7, 1982.

2. Architecture de l'inexpliqué

2.1. L'effet placebo

Colloca, L. & Barsky, A.J., *Placebo and Nocebo Effects*. The New England journal of medicine **382** : 554-561, 2020. DOI : 10.1056/NEJMra1907805.

Fent, R., Rosemann, T., Fässler, M. *et al.*, *The use of pure and impure placebo interventions in primary care – a qualitative approach*. BioMed Central family practice **12** : 11, 2011. DOI : 10.1186/1471-2296-12-11.

Godfroid, I.O., *Placebo I. L'effet placebo : une gifle à la science ?* Annales Médico-Psychologiques **155** : 436-443, 1997.

Godfroid, I.O., *Placebo II. Psychiagénie et hypothèse de l'organisation cérébrale*. Annales Médico-Psychologiques **156** : 108-114, 1998.

Godfroid, I.O., *L'effet placebo. Un voyage à la frontière du corps et de l'esprit*, Charleroi, Socrate Éditions Promarex, 2003. ISBN : 978-2930394008.

Henry, J.C., *Placebo in Dental Practice*. The Dental register **27** : 297-298, 1873.

Hróbjartsson, A. & Gøtzsche, P.C., *Is the placebo powerless ? An analysis of clinical trials comparing placebo with no treatment.* The New England journal of medicine **344** : 1594-602, 2001. DOI : 10.1056/NEJM200105243442106.

Kaptchuk, T.J., *Open-Label Placebo : Reflections on a Research Agenda*. Perspectives in biology and medicine **61** : 311-334, 2018. DOI : 10.1353/pbm.2018.0045.

Legrain, C.F. & Godfroid, I.O., *L'homéopathie est-elle un traitement crédible de l'eczéma ? Une revue narrative*. Revue Médicale de Bruxelles **45** : 110-118, 2024. DOI : 10.30637/2024.23-044.

Lim, E.C. & Seet, R.C., *What is the place for placebo in the management of psychogenic disease ?* Journal of the Royal Society of Medicine **100** : 60-1, 2007. DOI : 10.1177/014107680710000202.

Meeuwis, S.H., van Middendorp, H., van Laarhoven, A.I.M. *et al.*, *Placebo and nocebo effects for itch and itch-related immune outcomes : A systematic review of animal and human studies*. Neuroscience and biobehavioral reviews **113** : 325-337, 2020. DOI : 10.1016/j.neubiorev.2020.03.025.

2.2. L'hypnose

Hammond, D.C., *A review of the history of hypnosis through the late 19th century*. The American journal of clinical hypnosis **56** : 174-91, 2013. DOI : 10.1080/00029157.2013.826172.

Jensen, M.P., Adachi, T., Tomé-Pires, C. *et al.*, *Mechanisms of hypnosis : toward the development of a biopsychosocial model.* The International journal of clinical and experimental hypnosis **63** : 34-75, 2015. DOI : 10.1080/00207144.2014.961875.

Maehle, A.H., *A dangerous method ? The German discourse on hypnotic suggestion therapy around 1900*. Notes and records of the Royal Society of London **71** : 197-211, 2017. DOI : 10.1098/rsnr.2017.0006.

Vanhaudenhuyse, A., Laureys, S. & Faymonville, M.E., *Neurophysiology of hypnosis*. Neurophysiologie clinique **44** : 343-53, 2014. DOI : 10.1016/j.neucli.2013.09.006.

2.4. La sagesse des foules

Galton, F., *Vox Populi*. Nature **75** : 450-1, 1907.

Keck, S. & Tang, W., *Enhancing the Wisdom of the Crowd With Cognitive-Process Diversity : The Benefits of Aggregating Intuitive and Analytical Judgments*. Psychological science **31** : 1272-1282, 2020. DOI : 10.1177/0956797620941840

Saha Roy, T., Mazumder, S. & Das, K., *Wisdom of crowds benefits perceptual decision making across difficulty levels*. Scientific reports **11** : 538, 2021. DOI : 10.1038/s41598-020-80500-0.

Winklmayr, C., Kao, A.B., Bak-Coleman, J.B. *et al.*, *The wisdom of stalemates : consensus and clustering as filtering mechanisms for improving collective accuracy*. Proceedings of the Royal Society of London, Series B, Biological sciences **287** : 20201802, 2020. DOI : 10.1098/rspb.2020.1802.

2.6. L'effet nocebo

Colloca, L., *The Nocebo Effect*. Annual review of pharmacology and toxicology **64** : 171-190, 2024. DOI : 10.1146/annurev-pharmtox-022723-112425.

Colloca, L. & Miller, F.G., *The nocebo effect and its relevance for clinical practice*. Psychosomatic medicine **73** : 598-603, 2011. DOI : 10.1097/PSY.0b013e3182294a50.

Hahn R.A., *The nocebo phenomenon : concept, evidence, and implications for public health*. Preventive medicine **26** : 607-611, 1997. DOI : 10.1006/pmed.1996.0124.

Kenndy, W.P., *The nocebo reaction*. Medical world **95** : 203-5, 1961.

Planès, S., Villier, C. & Mallaret, M., *The nocebo effect of drugs*. Pharmacology research & perspectives **4** : e00208, 2016. DOI : 10.1002/prp2.208.

Schweiger, A. & Parducci, A., *Nocebo : the psychologic induction of pain*. The Pavlovian journal of biological science **16** : 140-3, 1981. DOI : 10.1007/BF03003218.

2.7. Les troubles fonctionnels

Barsky, A.J. & Borus, J.F., *Functional somatic syndromes*. Annals of internal medicine **130** : 910-21, 1999. DOI : 10.7326/0003-4819-130-11-199906010-00016.

Earlam, R., *Shell-shock : A history of the changing attitude to war neurosis*. British medical journal **316** : 1683A, 1998. DOI : 10.1136/bmj.316.7145.1683a.

Espay, A.J., Aybek, S., Carson, A. *et al.*, *Current Concepts in Diagnosis and Treatment of Functional Neurological Disorders*. JAMA Neurology **75 :** 1132-1141, 2018. DOI : 10.1001/jamaneurol.2018.1264.

Gelauff, J., Stone, J., Edwards, M. *et al.*, *The prognosis of functional (psychogenic) motor symptoms : a systematic review.* Journal of neurology, neurosurgery, and psychiatry **85** : 220-6, 2014. DOI : 10.1136/jnnp-2013-305321.

Godfroid, I.O., *Les affections psychosomatiques constituent-elles une catégorie utopique ? À propos des troubles neurologiques fonctionnels et de l'hypothèse de l'erreur de discrétisation*. (2023) [Exposé du 15 décembre 2023, dans le cadre des Séminaires du service de Neurologie du CHU de Charleroi-Chimay (ULB)]. DOI : 10.13140/RG.2.2.26354.07360.

Hallett, M., Aybek, S., Dworetzky, B.A. *et al.*, *Functional neurological disorder : new subtypes and shared mechanisms*. Lancet Neurology **21** : 537-550, 2022. DOI : 10.1016/S1474-4422(21)00422-1.

Hurwitz, T.A., *Somatization and conversion disorder*. Canadian Journal of Psychiatry **49** : 172-8, 2004. DOI : 10.1177/070674370404900304.

Macina, C., Bendel, R., Walter, M. *et al.*, *Somatization and Somatic Symptom Disorder and its overlap with dimensionally measured personality pathology : A systematic review.* Journal of psychosomatic research **151** : 110646, 2021. DOI : 10.1016/j.jpsychores.2021.110646.

Rommelfanger, K.S., *The role of placebo in the diagnosis and treatment of functional neurologic disorders*. Handbook of clinical neurology **139** : 607-617, 2016. DOI : 10.1016/B978-0-12-801772-2.00049-7.

Vercueil, L., *Astasie-abasie : causes psychogènes et non psychogènes*. Revue Neurologique **166** : 221-8, 2010. DOI : 10.1016/j.neurol.2009.08.004.

2.8. Les troubles factices

Asher, R., *Munchausen's syndrome*. The Lancet **257** : 339–341, 1951. DOI : 10.1016/s0140-6736(51)92313-6.

Bass, C. & Halligan, P., *Factitious disorders and malingering : challenges for clinical assessment and management*. The Lancet **383** : 1422-32, 2014. DOI : 10.1016/S0140-6736(13)62186-8.

Bernard, J., Najean, Y., Alby, N. *et al.*, *Les anémies hypochromes dues à des hémorragies volontairement provoquées. Syndrome de Lasthénie de Ferjol*. La Presse médicale **75** : 2087-90, 1967.

Godfroid, I.O., *Ferjol's syndrome. The haematological form of Müchausen's syndrome or an atypical form of depression ?* Acta Psychiatrica Belgica **98** : 346-353, 1998.

Little, E.G., *Dermatitis artefacta*. Proceedings of the Royal Society of Medicine **1 (Dermatology Section)** : 83-5, 1908.

Massot-Tarrús, A., Joe Yu, Y., AlKhateeb, M. *et al.*, *Factors associated with comorbid epilepsy in patients with psychogenic nonepileptic seizures : A large cohort study*. Epilepsy & behavior **134 :** 108780, 2022. DOI : 10.1016/j.yebeh.2022.108780.

Meadow, R., *Munchausen syndrome by proxy. The hinterland of child abuse*. The Lancet **310** : 343-5, 1977. DOI : 10.1016/s0140-6736(77)91497-0.

2.9. L'effet ELIZA

Dillon, S., *The Eliza effect and its dangers : from demystification to gender critique*. Journal for Cultural Research **24** : 1-15, 2020. DOI : 10.1080/14797585.2020.1754642

Eisenmann, C., Mlynář, J., Turowetz, J. *et al.*, *"Machine Down" : making sense of human-computer interaction—Garfinkel's research on ELIZA and LYRIC from 1967 to 1969 and its contemporary relevance*. AI & Society (2023). DOI : 10.1007/s00146-023-01793-z.

Turing, A.M., *Computing machinery and intelligence*. Mind **59** : 433-60, 1950.

Weizenbaum, J., *ELIZA – A Computer Program For the Study of Natural Language Communication Between Man And Machine*. Communications of the Association for Computing Machinery **9** : 36-45, 1966.

2.10. La mort vaudoue

Campinha-Bacote, J., *Voodoo illness*. Perspectives in psychiatric care **28** : 11-7, 1992. DOI : 10.1111/j.1744-6163.1992.tb00356.x.

Cannon, W.B., *Voodoo death*. American Anthropologist **44** : 169-181, 1942.

Dynes, J.B., *Sudden death*. Diseases of the nervous system **30** : 24-8, 1969.

Lester, D., *Voodoo death*. Omega **59** : 1-18, 2009. DOI : 10.2190/OM.59.1.a.

Sternberg, E.M., *Walter B. Cannon and " 'Voodoo' Death" : a perspective from 60 years on*. American journal of public health **92** : 1564-6, 2002. DOI : 10.2105/ajph.92.10.1564.

2.12. Les maladies psychogènes de masse

Bagus, P., Peña-Ramos, J.A. & Sánchez-Bayón, A., *COVID-19 and the Political Economy of Mass Hysteria*. International journal of environmental research and public health **18** : 1376, 2021. DOI : 10.3390/ijerph18041376.

Bartholomew, R.E. & Wessely, S., *Protean nature of mass sociogenic illness : from possessed nuns to chemical and biological terrorism fears*. The British journal of psychiatry **180** : 300-6, 2002. DOI : 10.1192/bjp.180.4.300.

Delhaye, M. & Zdanowicz, N., *Phenomenon of Nightclub Shots : Mass Psychogenic Disease ?* Psychiatria Danubina **35 (Suppl 2)** : 160-163, 2023.

Donaldson, L.J., Cavanagh, J. & Rankin, J., *The dancing plague : a public health conundrum*. Public Health **111** : 201-4, 1997.

Redlich, C.A., Sparer, J. & Cullen, M.R., *Sick-building syndrome*. The Lancet **349** : 1013-6, 1997. DOI : 10.1016/S0140-6736(96)07220-0.

Waller, J., *A forgotten plague : making sense of dancing mania*. The Lancet **373** : 624-5, 2009. DOI : 10.1016/s0140-6736(09)60386-x.

3. Vue sur l'inconscient

Caporael, L.R., *Ergotism : the satan loosed in Salem ?* Science **192** : 21-6, 1976. DOI : 10.1126/science.769159.

Crichton, F., Chapman, S., Cundy, T. *et al.*, *The Link between Health Complaints and Wind Turbines : Support for the Nocebo Expectations Hypothesis.* Frontiers in public health **2** : 220, 2014. DOI : 10.3389/fpubh.2014.00220.

Eadie, M.J., *The understanding of epilepsy across three millennia*. Clinical and experimental neurology **31** : 1-12, 1994.

Elkins, G.R., Gamino, L.A. & Rynearson, R.R., *Mass psychogenic illness, trance states, and suggestion*. The American journal of clinical hypnosis **30** : 267-75, 1988. DOI : 10.1080/00029157.1988.10402749.

Fejzo, M., Rocha, N., Cimino, I. *et al.*, *GDF15 linked to maternal risk of nausea and vomiting during pregnancy.* Nature **625** : 760-767, 2024. DOI : 10.1038/s41586-023-06921-9.

Fiorio, M., Braga, M., Marotta, A. *et al.*, *Functional neurological disorder and placebo and nocebo effects : shared mechanisms*. Nature reviews Neurology **18** : 624–635, 2022. DOI : 10.1038/s41582-022-00711-z.

Furmark, T., Appel, L., Henningsson, S. *et al.*, *A link between serotonin-related gene polymorphisms, amygdala activity, and placebo-induced relief from social anxiety*. The Journal of neuroscience **28** : 13066-74, 2008. DOI : 10.1523/JNEUROSCI.2534-08.2008.

Godfroid, I.O., *Les affections psychosomatiques constituent-elles une catégorie utopique ? À propos des troubles neurologiques fonctionnels et de l'hypothèse de l'erreur de discrétisation*. (2023) [Exposé du 15 décembre 2023, dans le cadre des Séminaires du service de Neurologie du CHU de Charleroi-Chimay (ULB)]. DOI : 10.13140/RG.2.2.26354.07360.

Hahn, R.A. & Kleinman, A., *Belief as pathogen ; belief as medicine*. Medical Anthropology Quarterly **14** : 16-9, 1983.

Spagnolo, P.A., Norato, G., Maurer, C.W. *et al.*, *Effects of TPH2 gene variation and childhood trauma on the clinical and circuit-level phenotype of functional movement disorders*. Journal of neurology, neurosurgery, and psychiatry **91** : 814-821, 2020. DOI : 10.1136/jnnp-2019-322636.

Vasilkov, V., Caswell-Midwinter, B., Zhao, Y. *et al.*, *Evidence of cochlear neural degeneration in normal-hearing subjects with tinnitus*. Scientific Report **13** : 19870, 2023. DOI : 10.1038/s41598-023-46741-5.

Voon, V., Cavanna, A.E., Coburn, K. *et al.*, *Functional Neuroanatomy and Neurophysiology of Functional Neurological Disorders (Conversion Disorder)*. The Journal of neuropsychiatry and clinical neurosciences **28** : 168-190, 2016. DOI : 10.1176/appi.neuropsych.14090217.

Xie, C., Xiang, S., Shen, C. *et al.*, *A shared neural basis underlying psychiatric comorbidity*. Nature medicine **29** : 1232-1242, 2023. DOI : 10.1038/s41591-023-02317-4.

Physiosophie

Flynn, J.R., *What Is Intelligence : Beyond the Flynn Effect*, Cambridge, Cambridge University Press, 2009. ISBN : 978-0521741477.

Godfroid, I.O., *Réflexions sans miroir. 5000 aphorismes*, Amougies, Cactus Inébranlable éditions, 2022. ISBN : 978-2390490661.

Godfroid, I.O., *Prolégomènes à un essai sur les commencements.* (2023) [Prépublication] DOI : 10.13140/RG.2.2.17733.83680.

Hausteiner-Wiehle, C. & Hungerer, S., *Factitious Disorders in Everyday Clinical Practice*. Deutsches Ärzteblatt international **117** : 452-459, 2020. DOI : 10.3238/arztebl.2020.0452.

Ray, W.J. & Tucker, D.M., *Evolutionary approaches to understanding the hypnotic experience.* The International journal of clinical and experimental hypnosis **51** : 256-81, 2003. DOI : 10.1076/iceh.51.3.256.15520.

Teasdale, T. W. & Owen, D. R., *A long-term rise and recent decline in intelligence test performance : The Flynn Effect in reverse*. Personality and Individual Differences **39** : 837-843, 2005. DOI : 10.1016/j.paid.2005.01.029.

Vilela Junior, G.B. & Passos, R.P., *Sobre humanos empaticos, antipaticos e o efeito ELIZA*. Revista Centro de Pesquisas Avançadas em Qualidade de Vida **14** : 1-6, 2022. DOI : 10.36692/V14N3-LP1.

Chapitre III

Godfroid, I.O., *La Maison Utopie. Effets placebo & nocebo, troubles fonctionnels, hypnose, intelligence collective, maladies psychogènes de masse et autres situations aux confins des neurosciences*. (2024) [Exposé du 7 mars 2024, dans le cadre des Séminaires du service de Psychiatrie du CHU de Charleroi-Chimay (ULB)]. DOI : 10.13140/RG.2.2.13460.31369.

Consciences théoriques

Bitbol, M., *Physique et philosophie de l'esprit*, Paris, Flammarion, 2000. ISBN : 978-2082112468.

Bracha, H.S., *Human brain evolution and the "Neuroevolutionary Time-depth Principle :" Implications for the Reclassification of fear-circuitry-related traits in DSM-V and for studying resilience to warzone-related posttraumatic stress disorder.*

Progress in neuro-psychopharmacology & biological psychiatry **30** : 827-53, 2006. DOI : 10.1016/j.pnpbp.2006.01.008.

Cea, I., Negro, N. & Signorelli, C.M., *The Fundamental Tension in Integrated Information Theory 4.0's Realist Idealism*. Entropy (Basel) **25** : 1453, 2023. DOI : 10.3390/e25101453.

Davies, P.C.W. & Brown, J. (eds.) : *Superstrings. A Theory of Everything ?*, Cambridge, Cambridge University Press, 1988. ISBN : 978-0521357418.

Della Rocca, M., *Representation and the Mind-Body Problem in Spinoza*, Oxford, Oxford University Press, 1996. ISBN : 978-0195095623.

Eguíluz, V.M., Masuda, N. & Fernández-Gracia, J., *Bayesian decision making in human collectives with binary choices*. Public Library of Science one **10** : e0121332, 2015. DOI : 10.1371/journal.pone.0121332.

Godfroid, I.O., *Psychiagenia : a gauge theory for the mind-brain problem*. Neuroquantology **1** : 189-199, 2003 (a). DOI :10.14704/NQ.2003.1.2.12.

Godfroid, I.O., *From TOP (theory of psychiagenia) to TOE (theory of everything). A reply to Mashour*. Neuroquantology **1** : 368-369, 2003 (b). DOI :10.14704/nq.2003.1.3.22

Godfroid, I.O., *Physiologie de l'Univers. Éléments de physique nécessaires à l'élaboration de la physiosophie.* (2024) [Prépublication]. DOI : 10.13140/RG.2.2.27050.84163.

Goldbeter, A., *La Vie oscillatoire. Au cœur des rythmes du vivant*, Paris, Odile Jacob, 2010. ISBN : 978-2738125774.

Hameroff, S. & Penrose, R., *Consciousness in the universe : a review of the 'Orch OR' theory*. Physics of life reviews **11** : 39-78, 2014. DOI : 10.1016/j.plrev.2013.08.002.

Hohwy, J., *The Predictive Mind*. Oxford : Oxford University Press, 2013. ISBN : 978-0199682737.

Kitchener, P.D. & Hales, C.G., *What Neuroscientists Think, and Don't Think, About Consciousness*. Frontiers in human neuroscience **16 :** 767612, 2022. DOI : 10.3389/fnhum. 2022.767612.

LAMME, V.A., *Towards a true neural stance on consciousness.* Trends in cognitive sciences **10** : 494-501, 2006. DOI : 10.1016/j.tics.2006.09.001.

LAU, H. & ROSENTHAL, D., *Empirical support for higher-order theories of conscious awareness.* Trends in cognitive sciences **15** : 365-73, 2011. DOI : 10.1016/j.tics.2011.05.009.

MASHOUR, G.A., *Quantum Physics and the Mind-Brain Problem. A Response to Godfroid's Gauge Theory.* Neuroquantology **1** : 365-367, 2003. DOI : 10.14704/nq.2003.1.3.21

MASHOUR, G.A., ROELFSEMA, P., CHANGEUX, J.P. *et al.*, *Conscious Processing and the Global Neuronal Workspace Hypothesis.* Neuron **105** : 776-798, 2020. DOI : 10.1016/j.neuron. 2020.01.026.

SETH, A.K. & BAYNE, T., *Theories of consciousness.* Nature reviews Neuroscience **23** : 439-452, 2022. DOI : 10.1038/s41583-022-00587-4.

TONONI, G., *An information integration theory of consciousness.* BioMed Central neuroscience **5** : 42, 2004. DOI : 10.1186/1471-2202-5-42.

WICKRAMASEKERA, I., *A conditioned response model of the placebo effect predictions from the model.* Biofeedback and self-regulation **5** : 5-18, 1980. DOI : 10.1007/BF00999060.

Inconscient laborieux

1. Indices historiques

BARRETT, L., BLUMSTEIN, D.T., CLUTTON-BROCK, T.H. *et al.*, *Taking note of Tinbergen, or : the promise of a biology of behaviour.* Philosophical transactions of the Royal Society of London, Series B, Biological sciences **368** : 20120352, 2013. DOI : 10.1098/rstb.2012.0352.

BRAUN, M.N., WESSLER, J. & FRIESE, M., *A meta-analysis of Libet-style experiments.* Neuroscience and biobehavioral reviews **128** : 182-198, 2021. DOI : 10.1016/j.neubiorev.2021.06.018.

Godfroid, I.O., *Placebo II. Psychiagénie et hypothèse de l'organisation cérébrale*. Annales Médico-Psychologiques **156** : 108-114, 1998.

Kornhuber, H.H. & Deecke, L., *Hirnpotentialänderungen bei Willkürbewegungen und passiven Bewegungen des Menschen : Bereitschaftspotential und reafferente Potentiale*. Pflüger's Archiv für die gesamte Physiologie des Menschen und der Tiere **284** : 1-17, 1965. DOI : 10.1007/BF00412364.

Libet, B., Gleason, C.A., Wright, E.W. *et al.*, *Time of conscious intention to act in relation to onset of cerebral activity (readiness-potential). The unconscious initiation of a freely voluntary act*. Brain **106** : 623-642, 1983. DOI : 10.1093/brain/106.3.623.

Miall, R.C., Weir, D.J., Wolpert, D.M. *et al.*, *Is the cerebellum a smith predictor ?* Journal of motor behavior **25** : 203-216, 1993. DOI : 10.1080/00222895.1993.9942050.

Tanaka, H., Ishikawa, T. & Kakei, S., *Neural Evidence of the Cerebellum as a State Predictor*. Cerebellum **18** : 349-371, 2019. DOI : 10.1007/s12311-018-0996-4.

Smith, O.J.M., *A controller to overcome dead time*. Instrumentation Systems and Automation Journal **6** : 28-33, 1959.

Wall, P.D., *Pain and the placebo response*. Ciba Foundation symposium **174** : 187-211, 1993.

2. Preuves cliniques

Bentley, T.G.K., D'Andrea-Penna, G., Rakic, M. *et al.*, *Breathing Practices for Stress and Anxiety Reduction : Conceptual Framework of Implementation Guidelines Based on a Systematic Review of the Published Literature*. Brain sciences **13** : 1612, 2023. DOI : 10.3390/brainsci13121612.

Broodryk, A., Pienaar, C., Edwards, D. *et al.*, *The psycho-hormonal influence of anaerobic fatigue on semi-professional female soccer players*. Physiology & behavior **180** : 8-14, 2017. DOI : 10.1016/j.physbeh.2017.07.031.

Bulkeley, K., *The future of dream science*. Annals of the New York Academy of Sciences **1406** : 68-70, 2017. DOI : 10.1111/nyas.13415.

Cohen, S.P., Vase, L. & Hooten, W.M., *Chronic pain : an update on burden, best practices, and new advances*. The Lancet **397** : 2082-2097, 2021. DOI : 10.1016/S0140-6736(21)00393-7.

Eckert, D.J. & Younes, M.K., *Arousal from sleep : implications for obstructive sleep apnea pathogenesis and treatment*. Journal of applied physiology **116** : 302-13, 2014. DOI : 10.1152/japplphysiol.00649.2013.

Garbarino, S., Bardwell, W.A., Guglielmi, O. *et al.*, *Association of Anxiety and Depression in Obstructive Sleep Apnea Patients : A Systematic Review and Meta-Analysis*. Behavioral sleep medicine **18** : 35-57, 2020. DOI : 10.1080/15402002.2018.1545649.

Harrison, O.K., Köchli, L., Marino, S. *et al.*, *Interoception of breathing and its relationship with anxiety*. Neuron **109** : 4080-4093.e8, 2021. DOI : 10.1016/j.neuron.2021.09.045.

Hudachek, L., & Wamsley, E.J., *A meta-analysis of the relation between dream content and memory consolidation*. Sleep **46** : zsad111, 2023. doi : 10.1093/sleep/zsad111.

Kuner, R. & Flor, H., *Structural plasticity and reorganisation in chronic pain*. Nature reviews Neuroscience **18** : 20-30, 2016. DOI : 10.1038/nrn.2016.162.

Lundetræ, R.S., Saxvig, I.W., Lehmann, S. *et al.*, *Effect of continuous positive airway pressure on symptoms of anxiety and depression in patients with obstructive sleep apnea*. Sleep & breathing **25** : 1277-1283, 2021. DOI : 10.1007/s11325-020-02234-7.

Raglin, J.S., *Exercise and mental health. Beneficial and detrimental effects*. Sports medicine **9** : 323-329, 1990. DOI : 10.2165/00007256-199009060-00001.

SHARON, O., BEN SIMON, E., SHAH, V.D. *et al.*, *The new science of sleep : From cells to large-scale societies*. Public Library of Science Biology **22** : e3002684, 2024. DOI : 10.1371/journal.pbio.3002684.

TSUNEMATSU, T., *What are the neural mechanisms and physiological functions of dreams ?* Neuroscience research **189** : 54-59, 2023. DOI : 10.1016/j.neures.2022.12.017.

3. Déductions logiques

BERRY, J.A., GUHLE, D.C. & DAVIS, R.L., *Active forgetting and neuropsychiatric diseases*. Molecular psychiatry **29** : 2810-2820, 2024. DOI : 10.1038/s41380-024-02521-9.

BOURDON, O., RAYMOND, C., MARIN, M.F. *et al.*, *A time to be chronically stressed ? Maladaptive time perspectives are associated with allostatic load*. Biological psychology **152** : 107871, 2020. DOI : 10.1016/j.biopsycho.2020.107871.

BRIDGE, D.J. & PALLER, K.A., *Neural correlates of reactivation and retrieval-induced distortion*. The Journal of neuroscience **32** : 12144-51, 2012. DOI : 10.1523/JNEUROSCI.1378-12.2012.

CLARK, A., *Whatever next ? Predictive brains, situated agents, and the future of cognitive science*. The Behavioral and brain sciences **36** : 181-204, 2013. DOI : 10.1017/S0140525X12000477.

DENNETT, D.C., *Welcome to Strong Illusionism*. Journal of Consciousness Studies **26** : 48-58, 2019.

ESCUDIER, M. & ATKINS, T., *A Dictionary of Mechanical Engineering, 2 ed*. Oxford : Oxford University Press, 2019. ISBN : 978-0198832102.

GAINOTTI, G., *Unconscious processing of emotions and the right hemisphere*. Handbook of clinical neurology **183** : 27-46, 2021. DOI : 10.1016/B978-0-12-822290-4.00003-7.

GODFROID, I.O., *Les affections psychosomatiques constituent-elles une catégorie utopique ? À propos des troubles neurologiques fonctionnels et de l'hypothèse de l'erreur de discrétisation.* (2023 [a]) [Exposé du 15 décembre 2023, dans le cadre des Séminaires du service de Neurologie du CHU de Charleroi-Chimay (ULB)]. DOI : 10.13140/RG.2.2.26354.07360.

Godfroid, I.O., *Prolégomènes à un essai sur les commencements.* (2023 [b]) [Prépublication]. DOI : 10.13140/RG.2.2.17733.83680.

Hallett, M., Aybek, S., Dworetzky, B.A. *et al.*, *Functional neurological disorder : new subtypes and shared mechanisms.* The Lancet Neurology **21** : 537-550, 2022. DOI : 10.1016/S1474-4422(21)00422-1.

Howard, M.W., *Memory as Perception of the Past : Compressed Time in Mind and Brain.* Trends in cognitive sciences **22 :** 124-136, 2018. DOI : 10.1016/j.tics.2017.11.004.

Klapproth, F., *Time and decision making in humans.* Cognitive, affective & behavioral neuroscience **8** : 509-24, 2008. DOI : 10.3758/CABN.8.4.509.

McTaggart, J.E., *The Unreality of Time.* Mind **17** : 457-474, 1908. DOI : 10.1093/mind/XVII.4.457.

Nash, U.W., *The curious anomaly of skewed judgment distributions and systematic error in the wisdom of crowds.* Public Library of Science one **9** : e112386, 2014. DOI : 10.1371/journal.pone.0112386.

Parvizi, J. & Damasio, A., *Consciousness and the brainstem.* Cognition **79** : 135-60, 2001. DOI : 10.1016/s0010-0277(00)00127-x.

Peper, E., Wilson, V.E., Gunkelman, J. *et al.*, *Tongue piercing by a Yogi : QEEG observations.* Applied psychophysiology and biofeedback **31** : 331-8, 2006. DOI : 10.1007/s10484-006-9025-3.

Tee, J.S. & Taylor, D.P., *Is Information in the Brain Represented in Continuous or Discrete Form ?* IEEE Transactions on Molecular, Biological and Multi-Scale Communications **6** : 199-209, 2020. DOI : 10.1109/TMBMC.2020.3025249.

Tononi, G. & Koch, C., *Consciousness : here, there and everywhere ?* Philosophical transactions of the Royal Society of London, Series B, Biological sciences **370** : 20140167, 2015. DOI : 10.1098/rstb.2014.0167.

Vakil, R.J., *Remarkable feat of endurance by a yogi priest.* The Lancet **256** : 871, 1950. DOI : 10.1016/s0140-6736(50)91797-1.

Wild, E., *Deja vu in neurology*. Journal of neurology **252** : 1-7, 2005. DOI : 10.1007/s00415-005-0677-3.

Yurchenko, S.B., *From the origins to the stream of consciousness and its neural correlates.* Frontiers in integrative neuroscience **16** : 928978, 2022. DOI : 10.3389/fnint.2022.928978.

Dénouement utopique

Alkaissi, H. & McFarlane, S.I., *Artificial Hallucinations in ChatGPT : Implications in Scientific Writing*. Cureus **15** : e35179, 2023. DOI : 10.7759/cureus.35179.

Andrews, K., Birch, J., Sebo, J. *et al.*, *Background to the New York Declaration on Animal Consciousness.* (2024) [nydeclaration.com].

Birch, J., Schnell, A.K. & Clayton, N.S., *Dimensions of Animal Consciousness.* Trends in cognitive sciences **24** : 789-801, 2020. DOI : 10.1016/j.tics.2020.07.007.

Cannon, W.B., *The Wisdom of the Body*, New York, W.W. Norton and Company, 1932.

Caspar, E.A. & Cleeremans, A., *"Free will" : are we all equal ? A dynamical perspective of the conscious intention to move.* Neuroscience of consciousness **1** : niv009, 2015. DOI : 10.1093/nc/niv009.

Damasio, A. & Damasio, H., *Feelings Are the Source of Consciousness.* Neural Computation **35** : 277-286, 2024. DOI : 10.1162/neco_a_01521.

Dichio, V. & De Vico Fallani, F., *Statistical models of complex brain networks : a maximum entropy approach.* Reports on progress in physics **86** : 102601, 2023. DOI : 10.1088/1361-6633/ace6bc.

Drew, L., *Elon Musk's Neuralink brain chip : what scientists think of first human trial*. Nature, 2024. DOI : 10.1038/d41586-024-00304-4.

Gallup, G.G., Jr., *Mirror-image stimulation*. Psychological Bulletin **70** : 782–793, 1968. DOI : 10.1037/h0026777.

Godfroid, I.O., *Le transhumanisme est-il l'avenir de la psychiatrie ?* Neurone **25** : 19-21, 2020.

Hallett, M., Aybek, S., Dworetzky, B.A. *et al.*, *Functional neurological disorder : new subtypes and shared mechanisms*. The Lancet neurology **21** : 537-550, 2022. DOI : 10.1016/S1474-4422(21)00422-1.

Hofmann, B., *Artificial intelligence – the emperor's new clothes ?* Digital health **10** : 1-5, 2024. DOI : 10.1177/20552076241287370.

Kaneko, H., Hanamoto, A., Yamamoto-Kataoka, S. *et al.*, *Evaluation of Complexity Measurement Tools for Correlations with Health-Related Outcomes, Health Care Costs and Impacts on Healthcare Providers : A Scoping Review*. International journal of environmental research and public health **19** : 16113, 2022. DOI : 10.3390/ijerph192316113.

Klamut, O. & Weissenberger, S., *Embodying Consciousness through Interoception and a Balanced Time Perspective*. Brain sciences **13** : 592, 2023. DOI : 10.3390/brainsci13040592.

Lee, E., Lee, J. & Kim, E., *Excitation/Inhibition Imbalance in Animal Models of Autism Spectrum Disorders*. Biological psychiatry **81** : 838-847, 2017. DOI : 10.1016/j.biopsych.2016.05.011.

Low, P., *The Cambridge Declaration on Consciousness*. Proceedings of the Francis Crick Memorial Conference, Churchill College, Cambridge University, July 7 2012, pp. 1-2.

Morin, E., *La méthode, t. 5. L'humanité de l'humanité. L'identité humaine*, Paris, Le Seuil, 2001. ISBN : 978-2020227155.

Montupil, J., Cardone, P., Staquet, C. *et al.*, *The nature of consciousness in anaesthesia*. British journal of anaesthesia open **8** : 100224, 2023. DOI : 10.1016/j.bjao.2023.100224.

Nesse, R.M., *Evolutionary psychiatry : foundations, progress and challenges*. World psychiatry **22** : 177-202, 2023. DOI : 10.1002/wps.21072.

Paudyal, V., Watson, M.C., Sach, T. *et al.*, *Are pharmacy-based minor ailment schemes a substitute for other service providers ? A systematic review*. The British journal of general practice **63** : e472-81, 2013. DOI : 10.3399/bjgp13X669194.

Perez, D.L., Edwards, M.J., Nielsen, G. *et al.*, *Decade of progress in motor functional neurological disorder : continuing the momentum*. Journal of neurology, neurosurgery, and psychiatry **92** : 668-677, 2021. DOI : 10.1136/jnnp-2020-323953.

Pollatos, O., Laubrock, J. & Wittmann, M., *Interoceptive focus shapes the experience of time*. Public Library of Science one **9** : e86934, 2014. DOI : 10.1371/journal.pone.0086934.

Russell, B., *The Analysis of Mind*, Londres, George Alen and Unwin, 1921.

Sanders, R.D., Tononi, G., Laureys, S. *et al.*, *Unresponsiveness ≠ unconsciousness*. Anesthesiology **116** : 946-59, 2012. DOI : 10.1097/ALN.0b013e318249d0a7.

Schaink, A.K., Kuluski, K., Lyons, R.F. *et al.*, *A scoping review and thematic classification of patient complexity : offering a unifying framework*. Journal of comorbidity **2** : 1-9, 2012. DOI : 10.15256/joc.2012.2.15.

Vertes, R.P. & Linley, S.B., *No cognitive processing in the unconscious, anesthetic-like, state of sleep*. The Journal of comparative neurology **529** : 524-538, 2021. DOI : 10.1002/cne.24963.

Vutskits, L. & Xie, Z., *Lasting impact of general anaesthesia on the brain : mechanisms and relevance*. Nature reviews

Neuroscience **17** : 705-717, 2016. DOI : 10.1038/nrn.2016.128.

Woodfield, A., *Le monisme neutre et le physicalisme*. Hermès, La Revue **7** : 145-156, 1990. DOI : 10.4267/2042/15330.

Zelmann, R., Paulk, A.C., Tian, F. *et al.*, *Differential cortical network engagement during states of un/consciousness in humans*. Neuron **111** : 3479-3495.e6, 2023. DOI : 10.1016/j.neuron.2023.08.007.

Glossaire

Ataxie cérébelleuse : Perte de la coordination des mouvements volontaires liée à une affection du cervelet.

Bayésianisme : Interprétation de la probabilité centrée non pas sur la fréquence, mais sur l'expectation. Ce courant est issu des travaux du mathématicien britannique Thomas Bayes.

Connectome cérébral : Terme proposé en 2005 pour nommer l'ensemble des circuits neuronaux, et la manière dont ces connexions forment des réseaux fonctionnels dans le cerveau.

Discrétisation : Transposition d'un état continu en un équivalent « discret » (terme mathématique signifiant *non continu*). Synonyme : échantillonnage.

Erreur de discrétisation : Altération du processus inconscient de discrétisation, par laquelle l'échantillonnage des données transmises à la conscience n'est pas représentatif de la situation dans laquelle se trouve l'organisme, et qui contribue à l'émergence de symptômes médicaux inexpliqués.

Expectation : Attente ou prédiction d'une situation future, sur base des expériences passées.

Filling-in : Anglicisme désignant le phénomène inconscient par lequel les données manquantes du champ visuel sont complétées au départ des données disponibles, afin de créer une illusion de continuité. Synonyme : remplissage

Homéostasie : Capacité d'un organisme à maintenir un environnement interne stable et équilibré, malgré les variations des conditions externes.

Intéroception : Perception sensorielle dirigée vers l'état interne de l'organisme.

Monisme : Système philosophique selon lequel il n'existe qu'un seul principe à la réalité, par opposition au dualisme, qui en envisage deux, de natures incompatibles.

Omégalyse : Processus de déconstruction des fonctions intellectuelles supérieures conduisant à l'abêtissement général des populations humaines. Par analogie avec l'alphabétisation, mais à rebours.

Physicalisme : Doctrine selon laquelle, notamment, les phénomènes mentaux peuvent être expliqués en termes de processus physiques.

Physiologie : Science qui étudie les propriétés du fonctionnement normal des organismes vivants.

Physiosophie : Système de pensée issu de l'union de la philosophie et de la physiologie.

Proprioception : Perception sensorielle dirigée vers la position dans l'espace des différentes parties du corps. La proprioception n'est pas dépendante de la vision.

Psychiagénie : Néologisme désignant la racine commune au cerveau et à l'esprit, dans le cadre d'une théorie moniste.

Transhumanisme : Mouvement philosophie et scientifique, visant à la transformation du corps humain dans l'objectif d'abolir le vieillissement, l'infirmité, voire la mort, par voie technologique.

Parus dans la même collection :

Pierre Schepens, *Imprécis de psychiatrie, ou la clinique de la dignité*, 2025

Don Moussa Pandzou et Lieven Kandolo, *Yaya Na Leki. Questions dans la communauté congolaise*, 2025

Anne-Laurence Coopman et Christophe Janssen, *Raconter son histoire*, 2025

www.ingramcontent.com/pod-product-compliance
Lightning Source LLC
LaVergne TN
LVHW010930051026
849532LV00003B/930